Null Publishing
Group

Null Grupo Editorial, una editorial académica independiente que proporciona herramientas, recursos y experiencia para autores que publican textos educativos. Los autores conservan la propiedad, el control y el derecho de autor de sus obras publicadas y obtienen la flexibilidad y el poder de la publicación digital. Para obtener más información, visite http://nullpublishing.com o envíe un correo electrónico a info@nullpublishing.com.

La Revisión de Kaji

Bienvenido a la Revisión de Kaji. Este libro está dirigido a estudiantes, residentes, médicos avanzados y médicos de cabecera por igual. Aunque formateado como un libo de preguntas, la Revisión de Kaji es realmente un libro de casos clínicos basado en la evidencia para avanzar en su conocimiento de cabecera y su experiencia clínica.

Esperamos que use este libro de preguntas para mejorar la atención clínica y alentar el aprendizaje permanente. El contenido extrae mucho de los libros de texto y las lecturas de LLSA. Los temas se centran en la atención de emergencia, pero también abarcan los temas médicos y quirúrgicos para pacientes ambulatorios e internos.

A menudo, las explicaciones incluyen referencias de libros de texto, directrices basadas en la evidencia, recursos en línea y detalles específicos de la investigación clínica. Las referencias están destinadas a ser utilizadas como una lista de lectura para la literatura primaria de alta calidad. Se proporcionaron enlaces de texto libre cuando están disponibles. Las preguntas se agrupan por secciones para que pueda enfocarse en temas específicos y profundizar en el contenido clínico relevante.

La Revisión de Kaji Vol. 2

Libro de Revisión Clínica sobre la Medicina de Emergencia

Amy H. Kaji, MD PhD
Profesora Asociada de Medicina Clínica
Centro Médico Harbor-UCLA
Departamento de Medicina de Emergencia

Editores Asociados

Jaskaran Singh, MD
Centro Médico Harbor-UCLA
Departamento de Medicina de Emergencia

Daniel G. Ostermayer, MD
Profesor Asistente de Medicina de Emergencia
Centro de Ciencia de la Salud de la Universidad de Texas en Houston
Escuela de Medicina McGovern
Departamento de Medicina de Emergencia

Editores de Sección y Contenido

Michael Hwang, MD
Centro Médico Harbor-UCLA
Departamento de Medicina de Emergencia

Ziyad Khesbak, MD
Centro Médico Harbor-UCLA
Departamento de Medicina de Emergencia

Freyr Erik Petursson, MD MS
Centro Médico Harbor-UCLA
Departamento de Medicina de Emergencia

Bradley J. Serack, MD
Centro de Ciencia de la Salud de la Universidad de Texas en Houston
Escuela de Medicina McGovern
Departamento de Medicina de Emergencia

Kathleen Yip, MD
Centro Médico Harbor-UCLA
Departamento de Medicina de Emergencia

<u>Autores de Traducción</u>

Christopher Méndez
Pamela Méndez

¡Esperamos que disfrute el desafío y que aumente su fondo de conocimiento!

Cardiología

#1

Un hombre de 25 años presenta síncope de esfuerzo. El EKG muestra inversiones de onda T en V1 a V3. Uno puede ver ondas épsilon (potenciales de pequeña amplitud entre el final del complejo QRS y el comienzo de la onda T en V1 y V2). Le preocupa la miocardiopatía arritmogénica del ventrículo derecho (ARVC). ¿Las declaraciones VERDADERAS sobre ARVC incluyen cuál de los siguientes?

A. El ARVC típicamente involucra el ventrículo izquierdo.

B. El ARVC típicamente involucra una infiltración progresiva del ventrículo derecho con más tejido muscular.

C. La prevalencia es de 1 en 5.000 y se vuelve clínicamente aparente entre la segunda y cuarta décadas de la vida.

D. Los bloqueadores beta son de beneficio comprobado.

E. La aspirina es curativa, ya que previene la progresión del proceso de la enfermedad.

#1

Respuesta: C

La miocardiopatía arritmogénica del ventrículo derecho (ARVC) afecta el ventrículo derecho y causa la sustitución progresiva del tejido fibrovascular del miocardio, lo que produce un adelgazamiento de la pared y una dilatación aneurismática. Tiene una prevalencia de 1 en 5.000 y 50% tiene un historial familiar. Es más maligno en los hombres y generalmente se presenta entre la 2ª y 4ª décadas de la vida. Aunque la muerte súbita cardíaca puede ser la primera manifestación de CAVD, la presentación más común es un adolescente o adulto joven que se queja de palpitaciones o síncope inducido por el ejercicio con EKG o anormalidades en las imágenes. Estos pueden incluir inversiones de onda T en las derivaciones precordiales derechas o arritmias ventriculares con un patrón de LBBB.

La resonancia magnética cardíaca es la técnica de imagen preferida y es más sensible que la ecocardiografía. Los betabloqueantes se recomiendan actualmente para todos los pacientes, aunque existen datos limitados para respaldar esta práctica. La ablación con catéter y la terapia con

desfibrilador se pueden considerar en algunos pacientes.
Desafortunadamente, los tratamientos actuales son solo
paliativos y el trasplante de corazón es la terapia definitiva.

- Corrado D et al. Arrhythmogenic right ventricular
  cardiomyopathy. NEJM 2017; 376:61-72.

#2

Mahler et al. realizó un estudio de control aleatorio de un solo centro que comparó la vía HEART y la atención habitual en 282 pacientes adultos con DE con síndrome coronario agudo sin elevación del ST en el ECG. En relación con este estudio del 2015, ¿cuál de las siguientes afirmaciones es VERDADERA?

A. El brazo de la vía HEART involucró el uso de la puntuación HEART y las mediciones de troponina a las 0 y 12 horas para identificar a los pacientes para el alta temprana.

B. La vía HEART se asoció con un aumento de las pruebas cardíacas provocadoras e invasivas (pruebas de estrés o angiografía).

C. La vía HEART se asoció con una disminución en la duración del índice de estadía y más descargas tempranas.

D. 10 pacientes en cada brazo que tenían MACE en 30 días.

E. Entre los pacientes con dolor torácico de bajo riesgo que tienen tasas de SCA <2%, hay un número sustancial de tasas de falsos negativos, que provocan infartos de miocardio no detectados.

#2

Respuesta: C

La vía HEART combina el puntaje HEART con troponinas cardíacas de 0 y 3 horas. Es una ayuda a la decisión que está dirigida a identificar pacientes con DE que son seguros para el alta temprana. Las pruebas cardíacas objetivas en pacientes con dolor torácico de bajo riesgo dan lugar a muchos resultados falsos positivos y no diagnósticos, que conducen a pruebas invasivas. En comparación con la atención habitual, el uso de la vía HEART disminuyó la duración de la estancia en 12 horas y las pruebas cardíacas a los 30 días, y aumentó las descargas tempranas. Ningún paciente que fue identificado para el alta temprana tuvo MACE dentro de los 30 días. Una crítica al puntaje HEART es la falta de comparación con el juicio clínico normal para determinar el bajo riesgo. Quizás la gestalt clínica funcionaría igual de bien.

- Mahler SA et al. The HEART Pathway Randomized trial: Identifying emergency department patients with acute chest pain for early discharge. Circulation: cardiovascular quality and outcomes 2015; 8:195-203.

#3

Una mujer japonesa de 85 años que acaba de perder a su marido de 57 años presenta dolor en el pecho. Sospecha cardiomiopatía por estrés (Takotsubo). De acuerdo con el registro de Takotsubo, las características que son consistentes con esta entidad incluyen todas las siguientes, EXCEPTO:

A. Si una troponina está elevada, generalmente es menor que la de aquellos con SCA/NSTEMI.

B. Los niveles de troponina están elevados en más del 85% de los pacientes.

C. Un ECHO realizado durante esta visita mostraría una fracción de eyección reducida.

D. La enfermedad generalmente solo está presente en las mujeres.

E. Estudios previos sugirieron que la miocardiopatía Takotsubo fue precipitada por desencadenantes emocionales, pero también puede ocurrir con desencadenantes físicos o espontáneamente.

3

Respuesta: D

El 90% de los pacientes en el registro de Takotsubo eran mujeres. Sin embargo, en Japón, la prevalencia entre los hombres es más alta que la de las mujeres. El dolor de pecho es el síntoma de presentación más común en la miocardiopatía de Takotsubo. Los desencadenantes emocionales son más comunes entre las mujeres con Takotsubo; sin embargo, la enfermedad puede ocurrir sin un desencadenante precedente. Los niveles de troponina son típicamente elevados, pero en menor grado que en el SCA. Los hombres, los pacientes más jóvenes que presentan desencadenantes físicos, los pacientes con angiografía CAD comprobada (alrededor del 15%), y aquellos con afecciones neuropsiquiátricas tienen un mayor riesgo de morbilidad y mortalidad.

• Templin C et al. Clinical Features and Outcomes of Takotsubo (stress) Cardiomyopathy. NEJM:2015:373: 929-938.

#4

Un paciente masculino de 65 años es traído por paramédicos después de lograr ROSC en el campo. Él sufrió un paro cardíaco aparente en el campo de golf esta mañana. El evento fue presenciado, hubo CPR de espectador, el ritmo inicial detectado fue VF, y fue desfibrilado. ¿Cuál de los siguientes es recomendado por las pautas de AHA?

A. Al realizar compresiones de pecho, la velocidad debe ser lo más rápida posible, hasta 140 compresiones/minuto.

B. Al realizar compresiones de pecho, cuanto más profundo mejor, hasta 3-4 pulgadas.

C. Si el paciente está intubado, las respiraciones deben limitarse a 1 respiración cada 6 segundos.

D. Si se encuentra que el paciente tiene un ritmo desfibrilante y se utiliza un desfibrilador bifásico, la dosis en paro cardíaco es de 360 julios (J).

E. Si un paciente tiene un ritmo desfibrilable, la administración de epinefrina debe tener prioridad de resucitación sobre la desfibrilación.

#4

Respuesta: C

Las directrices del 2015 de la AHA enfatizan la importancia de la RCP inmediata, continua y de alta calidad y la desfibrilación temprana, y reconoce la evidencia limitada que respalda las intervenciones avanzadas. Se recomienda una tasa de compresión de 100-120 compresiones/minuto, ya que las tasas más rápidas disminuyen el gasto cardíaco. La profundidad de compresión recomendada varía de 2 a 2,4 pulgadas, ya que las lesiones son comunes con profundidades mayores. <u>Las pautas actuales recomiendan limitar las respiraciones (1 respiración cada 6 segundos si está intubada, 2 respiraciones cada 30 ciclos de compresión si no se entuban)</u>, ya que la ventilación con presión positiva puede afectar la presión intratorácica y disminuir el retorno venoso, lo que finalmente reducirá la presión de perfusión coronaria. La desfibrilación bifásica debe ocurrir a 200J o superior, mientras que la desfibrilación monofásica debe ser a 360J. En pacientes sin ritmos desfibrilables, la administración temprana de epinefrina ha mostrado una mejor supervivencia y resultados neurológicos.

- Jung J. Optimizing survival outcomes for adult patients with nontraumatic cardiac arrest. Emerg Medicine Practice 2016; 18, 10.

#5

Un paciente obeso de 67 años con antecedentes de fibrilación auricular presenta dificultad para respirar. El cuadro señala que tiene insuficiencia cardíaca con una "fracción de eyección conservada". Parece que hoy está sobrecargada de volumen. Las declaraciones VERDADERAS sobre la insuficiencia cardíaca con una fracción de eyección preservada incluyen ¿cuál de las siguientes afirmaciones?

A. Se ha demostrado que los betabloqueantes disminuyen la mortalidad cardiovascular en pacientes con insuficiencia cardíaca y una fracción de eyección preservada.

B. El BNP a menudo puede ser normal en un paciente con insuficiencia cardíaca y una fracción de eyección conservada.

C. La característica definitoria de la insuficiencia cardíaca con una fracción de eyección conservada es la disfunción sistólica.

D. Las pautas actuales recomiendan un valor de fracción de eyección del 65% para describir una fracción de eyección "conservada"..

E. La incidencia de pacientes con insuficiencia cardíaca que tienen una fracción de eyección conservada ha ido disminuyendo con el tiempo.

#5

Respuesta: B

La prevalencia de insuficiencia cardíaca con fracción de
eyección conservada (fracción de eyección> 50%) aumenta.
El sello distintivo de la enfermedad es la disfunción
diastólica: relajación alterada y presiones elevadas del
ventrículo izquierdo. Como resultado, la fracción de
eyección no puede aumentar en respuesta al estrés que
conduce a una tolerancia al ejercicio deteriorada. El estado
del volumen puede ser precario y pequeños cambios en la
precarga pueden causar edema o hipotensión pulmonar de
inicio rápido.

La BNP a menudo puede ser normal en pacientes con
fracciones de eyección conservadas, especialmente si son
obesos o solo sintomáticos con el esfuerzo. No se ha
demostrado que los medicamentos que han demostrado
ayudar a los pacientes con fracciones de eyección reducidas,
como los bloqueadores beta y los inhibidores de la ECA,
sean beneficiosos en HFpEF. Los pilares del tratamiento
incluyen: (1) diuréticos para sobrecarga de volumen, (2)
tratamiento de condiciones médicas comórbidas, (3)
educación sobre autocuidado (p. Ej., Control de peso,

cumplimiento dietético, ejercicio), (4) y programas de manejo de enfermedades para pacientes con síntomas refractarios o hospitalizaciones frecuentes.

- Redfield MM. Heart failure with preserved ejection fraction. N Engl J Med 2016; 375:1868-1877.

6

Al responder la radio de la estación base EMS, un paramédico describe a un paciente con presión arterial sistólica de 190 mmHg con distensión venosa yugular, crujidos bilaterales, sibilancias y edema en las extremidades inferiores. Los paramédicos han colocado al paciente en presión positiva e iniciado la nitroglicerina. Sospecha insuficiencia cardíaca descompensada aguda (ICAD). ¿Las declaraciones VERDADERAS sobre ADHF incluyen cuál de las siguientes?

A. La insuficiencia cardíaca con fracción de eyección reducida (HFrEF) se puede distinguir fácilmente de la insuficiencia cardíaca con la fracción de eyección preservada (HFpEF) mediante el examen clínico de cabecera.

B. HFpEF se define como insuficiencia cardíaca con una fracción de eyección de 35-40%.

C. Las líneas Kerley B son una manifestación más grave de edema pulmonar en la radiografía simple que las consolidaciones perihiliares y los derrames pleurales.

D. Una separación septal del punto E <4 mm es indicativa de fracción de eyección reducida.

E. El manejo prehospitalario de este paciente no debe
incluir la administración agresiva de un diurético de asa.

… #6

Respuesta: E

Tanto HFrEF como HFpEF conducen a una perfusión sistémica alterada, que causa la activación de los sistemas neurohormonales (es decir, RAAS) que liberan catecolaminas y aumentan la precarga y la poscarga, lo que acentúa aún más el corazón. Como resultado, ambos procesos de enfermedad se presentan de manera similar con signos y síntomas de sobrecarga de volumen.

Radiográficamente, la cefalización (redistribución cefálica de la vascularización pulmonar) se produce primero, seguida de las líneas Kerley B (edema intersticial), luego consolidaciones perihiliar o bibasilar (edema alveolar) y, por último, derrames pleurales. La ecografía de la cabecera se puede utilizar para estimar rápidamente la FEVI. Esto se puede realizar evaluando la calidad general de la compresión del corazón o midiendo la separación septal del punto E (EPSS). Las mediciones más grandes de EPSS indican una FEVI más baja, y una medición> 7 mm indica una función deficiente. Además, en la ecografía, al menos 3 líneas B encontradas en dos o más zonas pulmonares bilaterales indican edema pulmonar. La troponina cardíaca y la BNP son los dos valores de laboratorio que pueden ser útiles. Las troponinas elevadas se asocian con una mayor mortalidad hospitalaria, y una BNP negativa tiene un alto valor predictivo negativo para descartar la ADHF como etiología para la disnea del paciente.

Los pacientes con síntomas de sobrecarga de volumen deben tratarse con diuréticos IV en el DE; sin embargo, se ha demostrado que la diuresis en el entorno prehospitalario es potencialmente dañina, ya que puede ser difícil diferenciar la insuficiencia cardíaca de otras causas de disnea. El tratamiento prehospitalario debe centrarse en la estabilización del estado respiratorio del paciente.

- Fisher ES, Burns B. Acute Decompensated Heart Failure: new strategies for improving outcomes. Emergency Medicine Practice 2017; vol. 19, no.5.

Un paciente masculino de 65 años se presenta con síndrome coronario agudo. ¿Las declaraciones VERDADERAS sobre la SCA incluyen cuál de los siguientes?

A. El infarto agudo de miocardio tipo 1 incluiría un STEMI no secundario a la sepsis.

B. En las últimas décadas, la incidencia ajustada de enfermedad arterial coronaria fatal ha aumentado, a pesar de todas las medidas preventivas y de tratamiento instituidas.

C. Para mejorar la sensibilidad y la especificidad del diagnóstico de infarto agudo de miocardio, debe solicitarse creatina quinasa y mioglobina.

D. En general, en un paciente con SCA, la administración de oxígeno debe iniciarse solo si el paciente es hipóxico (SaO2 <90%).

E. En este día y época, la terapia fibrinolítica ya no está indicada.

#7

Respuesta: D

Existen varios tipos de IM agudo: ruptura de placa (tipo 1), falta de coincidencia de oferta-demanda sin trombosis aguda (tipo 2), muerte súbita sin ECG o confirmación de biomarcadores (tipo 3), en asociación con ICP (tipo 4a), trombosis del stent (tipo 4b) y relacionada con CABG (tipo 5). La incidencia de hospitalización por IM agudo y CAD mortal ha estado disminuyéndose. Se prefieren los niveles de troponina; Los niveles de CK-MB y mioglobina tienen sensibilidad y especificidad disminuidas.

El tratamiento inicial del SCA incluye el reposo en cama con monitorización de ECG, tratamiento antitrombótico rápido y oxígeno suplementario si el paciente presenta dificultad respiratoria, tiene una saturación de oxígeno <90% o tiene factores de riesgo de hipoxia.

Las siguientes son recomendaciones ACC/AHA de clase I con evidencia de nivel A:

- En hospitales aptos para PCI, <u>se recomienda PCI dentro de los 90 minutos</u> a partir del primer contacto médico para STEMI con aparición de síntomas dentro de las 12 horas previas.

- <u>Se debe administrar terapia fibrinolítica si hay más de 120 minutos de retraso en la PCI.</u> Esto debe ser seguido rutinariamente por transferencia dentro de las siguientes 24 horas a una instalación con capacidad PCI.

Para pacientes no STEMI con angina refractaria, regurgitación mitral nueva o que empeora, o insuficiencia cardíaca de nueva aparición, puede estar indicada una ICP dentro de las 2 horas.

- Anderson JL, Morrow DA. Acute myocardial infarction. NEJM 2017; 376:2053-64

8

Un hombre de 65 años con hipertensión, hiperlipidemia y diabetes presenta dolor en el pecho. Su examen es notable por un tercer sonido cardíaco. Según la revisión de los registros médicos, su troponina basal está elevada. Con respecto a la evaluación del dolor torácico en el DE, ¿cuál de las siguientes es VERDADERA?

A. El hecho de que él tenga hipertensión es independientemente predictivo de que él tenga SCA.

B. Un hallazgo en el examen físico de un nuevo soplo de regurgitación mitral aumentaría la probabilidad de SCA.

C. La Academia Nacional de Bioquímica Clínica recomienda usar un cambio dinámico de al menos 50% o más para definir el infarto de miocardio en pacientes con elevaciones basales de troponina.

D. D. Las guías de consenso actuales recomiendan que todos los pacientes con ECG seriales normales y biomarcadores negativos se sometan a pruebas confirmatorias dentro de las 2 semanas.

E. La FDA de EE. UU. no ha aprobado un ensayo de troponina de alta sensibilidad para su uso en EE. UU.

#8

Respuesta: B

La hipertensión y otros factores de riesgo cardíacos clásicos no predicen de forma independiente el SCA. Si el examen físico revela un tercer sonido cardíaco, un nuevo soplo o hipotensión de regurgitación mitral, hay una mayor probabilidad de SCA. El ECG y la troponina única tienen características de prueba deficientes, y los médicos deben permanecer cautelosos si la probabilidad de SCA previa a la prueba es alta o si el paciente proporciona una historia no confiable. La Academia Nacional de Bioquímica Clínica recomienda el uso de <u>un cambio dinámico (aumento o disminución) de al menos 20% entre las troponinas seriales para definir el IM en pacientes</u> con elevación de troponina basal. En enero de 2017, la FDA de EE. UU. aprobó el uso del primer ensayo de troponina T de alta sensibilidad. Estos ensayos conducen a diagnósticos más tempranos de IM, pero vienen con una especificidad disminuida para el diagnóstico. Aunque es poco probable que sea beneficioso para los pacientes con bajo riesgo de MACE, las pautas de consenso recomiendan que todos los pacientes se sometan a

pruebas de confirmación para identificar CAD obstructiva
antes del alta o dentro de las 72 horas.

- Markel D. Identifying emergency department patients with chest
  pain who are at low risk for acute coronary syndromes.
  Emergency Medicine Practice July 2017; 19,7.

#9

Las declaraciones VERDADERAS sobre el uso de diuréticos de asa en el tratamiento de la insuficiencia cardíaca incluyen ¿cuál de las siguientes?

A. El uso de diuréticos de asa en el tratamiento de la insuficiencia cardíaca se basa en la evidencia de nivel A (RCT).

B. Los diuréticos de asa IV de alta dosis pueden disminuir o aumentar la presión arterial sistémica.

C. La furosemida oral tiene una biodisponibilidad predecible.

D. La ingesta concomitante de alimentos con furosemida oral aumenta la absorción.

E. Limitar la ingesta dietética de sodio no es importante si el paciente recibe dosis máximas de furosemida.

#9

Respuesta: B

Los diuréticos de asa tienen efectos complejos sobre la hemodinámica sistémica y renal. Aunque estimulan el SRAA y dilatan directamente los vasos sanguíneos, también aumentan la presión en el túbulo proximal al aumentar el nivel de prostaglandinas vasodilatadoras. Como resultado, <u>dosis altas de diuréticos de asa IV pueden tener efectos difíciles de predecir sobre la presión arterial y el volumen sistólico y pueden disminuir el flujo sanguíneo renal</u>. La furosemida oral tiene una biodisponibilidad reducida y variable. Además, su absorción se puede retrasar con la ingesta de alimentos y el edema de la pared intestinal en ICC, lo que contribuye a concentraciones máximas más bajas y resistencia a los diuréticos. Furosemida IV es dos veces más potente y tiene una farmacocinética más confiable; sin embargo, incluso cuando la natriuresis inicial es exitosa, los pacientes con una ingesta alta de sodio en la dieta tendrán retención de sodio post-diurética.

• Ellison DH, Felker GM. Diuretic treatment in heart failure. NEJM 2017; 377:1964-75.

Cuidado Crítico

#10

Un paciente que fue intubado hace 3 días por neumonía permanece en el servicio de urgencias como huésped de la UCI. Se sospecha que el paciente ha desarrollado SDRA y el paciente es difícil de oxigenar. ¿Cuál de los siguientes es VERDADERO con respecto a SDRA??

A. El SDRA es indolente y no se desarrolla hasta después de al menos una semana de un factor de riesgo conocido, como neumonía o sepsis.

B. La primera prioridad en el cuidado de los pacientes con SDRA, independientemente de la causa, es instituir el tratamiento con glucocorticoides y surfactante.

C. El tratamiento para SDRA debe incluir una amplia hidratación intravenosa de líquidos.

D. Se recomiendian volúmenes corrientes de al menos 9 ml / kg.

E. Se recomienda presión positiva al final de la espiración (PEEP) de al menos 5 cm de H2O.

#10

Respuesta: E

En un gran estudio, el 10% de todos los pacientes ingresados en la UCI tenían SDRA. La mortalidad en el subgrupo con SDRA grave era 46%. El SDRA generalmente se desarrolla dentro de los 7 días, la mayoría dentro de las 72 horas, y se precipita por un factor de riesgo conocido como sepsis o neumonía. Los imitadores de SDRA incluyen ICC, enfermedad pulmonar intersticial (ILD), enfermedades del tejido conectivo, hemorragia alveolar difusa y enfermedades pulmonares inducidas por fármacos.

El tratamiento del SDRA debe centrarse en identificar y tratar su etiología subyacente y limitar la lesión pulmonar adicional a través de la administración conservadora de líquidos y la ventilación con protección pulmonar. Se ha demostrado un beneficio de mortalidad con bajos volúmenes corrientes, lo que disminuye el riesgo de sobredistensión (volutrauma), evitando así una mayor inflamación y daño epitelial. La mortalidad puede aumentar en pacientes con SDRA grave que se mantienen en entornos de PEEP más bajos. Actualmente, no se ha demostrado que ninguna terapia farmacológica para el SDRA (es decir, agente tensioactivo, glucocorticoides o heparina nebulizada) mejore la mortalidad.

- Thompson BT et al. Acute respiratory distress syndrome. NEJM 2017; 377:567-72.

#11

Un varón de 50 años permanece en el Departamento de Emergencias (DE) como huésped de la UCI. Se ha vuelto hipotenso y está sangrando desde múltiples sitios (por ejemplo, succión nasogástrica (NG), tubo endotraqueal, Foley, rectal, líneas IV, etc.). Tiene shock séptico por neumonía, insuficiencia renal y estenosis de la válvula aórtica. ¿Cuál de las siguientes afirmaciones es FALSA con respecto a las hemorragias y las coagulopatías en los pacientes críticos?

A. Si el paciente tiene CID, entonces la piedra angular para manejar esta condición sigue siendo el tratamiento de la causa subyacente (p. ej., sepsis).

B. Si el paciente tiene CID, entonces la administración de TXA u otro antifibrinolítico pueda ser indicada si hay hemorragia, mientras que la administración de heparina pueda ser indicada si hay un fenotipo trombóticoe.

C. Si este paciente es un paciente en diálisis, la diálisis peritoneal puede mejorar la función plaquetaria y reducir el tiempo de hemorragia.

D. Si el paciente ha adquirido la enfermedad de von Willebrand por tensión de cizallamiento intravascular, entonces debe tratarse con desmopresina o concentrados de vWF.

E. Si el paciente tenía una enfermedad hepática subyacente y pruebas de laboratorio que indican una síntesis anormal de factores de coagulación en este paciente sangrante, se debe administrar vitamina K.

#11

Respuesta: B

El pilar del manejo de CID es el tratamiento de la etiología subyacente, que con mayor frecuencia es la sepsis. En pacientes sangrantes, los expertos recomiendan la transfusión de plaquetas para mantener las plaquetas> 50,000 / µL, la FFP para mantener PT y PTT <1,5 veces el control normal y el fibrinógeno para mantener un nivel de fibrinógeno> 100mg / dL. Dado que se requiere el sistema fibrinolítico para la disolución de fibrina extendida, los agentes antifibrinolíticos están contraindicados en DIC. El uso de heparina en pacientes con un fenotipo trombótico (es decir, gangrena) actualmente no se recomienda debido a la dificultad para controlar los niveles de PTT y la preocupación por la hemorragia provocada. En pacientes en terapia de reemplazo renal, la diálisis (especialmente la diálisis peritoneal) puede mejorar la función plaquetaria. La vitamina K está indicada en pacientes con enfermedad hepática y anomalías de laboratorio que sugieren deterioro en la síntesis de factores de coagulación.

La enfermedad de von Willebrand adquirida secundaria a autoanticuerpos puede tratarse con desmopresina, que estimula la liberación de vWF por las células endoteliales o los concentrados de vWF. Si la enfermedad de von Willebrand se adquiere secundaria a tensiones elevadas de cizallamiento (p. ej., OMEC, DAVI, estenosis aórtica), el tratamiento se adapta a la causa subyacente.

- LLSA 2016 - Hunt BJ. Bleeding and coagulopathies in critical care. NEJM 2014; 370:847-59.

#12

El mismo paciente en la pregunta anterior fue intubado hace 48 horas por shock séptico, y ahora ha desarrollado SDRA. ¿Cuál de las siguientes es una declaración VERDADERA sobre SDRA?

A. El SDRA grave (PaO2 / FIO2 <100) tiene una mortalidad de aproximadamente 10%.

B. La definición de Berlín clasifica SDRA en dos categorías: aguda versus crónica.

C. Si la presión de la meseta para este paciente es >30 cm de agua entonces considere disminuir el volumen corriente a 4 ml / kg de peso corporal ideal.

D. Debido al riesgo de barotraumatismo, PEEP no se recomienda para pacientes con SDRA.

E. Se ha demostrado que la ventilación propensa disminuye la mortalidad en pacientes con SDRA leve (PaO2 / FIO2 = 201-300).

#12

Respuesta: C

Alrededor del 10% de todos los pacientes ingresados en la UCI y el 23% de los pacientes ventilados mecánicamente tienen SDRA, con una mortalidad del 46% en pacientes con SDRA grave. La definición de Berlín de SDRA establece tres niveles de riesgo de gravedad (leve, moderado y grave) en función del grado de hipoxemia cuando se evalúa con un PEEP mínimo de 5.

Las recomendaciones son reducir los volúmenes corrientes de 6 ml / kg de peso corporal ideal a 4 ml / kg si la presión de la meseta excede los 30 cm de agua y mantener una PEEP de al menos 5 cm de agua. La ventilación propensa y el bloqueo neuromuscular, además de la sedación profunda (que se cree que mejoran la sincronía entre paciente y ventilador) son dos estrategias que mejoran la moralidad y se recomiendan en pacientes con SDRA de moderado a severo. La ventilación por oscilación de alta frecuencia no es beneficiosa y puede incluso ser dañina en comparación con la ventilación convencional. La oxigenación por membrana extracorpórea (ECMO) puede ser beneficiosa en pacientes con SDRA grave.

- Thompson BT et al. Acute respiratory distress syndrome. NEJM
2017; 377:562-72.

SME

#13

Mientras está de vacaciones en un vuelo transatlántico, hay una llamada general para la ayuda de un médico con un pasajero que se está alterando progresivamente. Las declaraciones verdaderas sobre emergencias en vuelo incluyen todo lo siguiente EXCEPTO:

A. Usted podría controlar el nivel de azúcar en la sangre de este pasajero porque el glucómetro es un elemento obligatorio en el equipo médico durante el vuelo, según la Administración Federal de Aviación (FAA).

B. Si el paciente se alteró por bradicardia, podría administrar atropina porque este medicamento es un elemento requerido en el equipo médico, según la FAA.

C. Los proveedores de servicios de salud de EE. UU. que viajan en líneas aéreas registradas de EE. UU. no tienen la obligación legal de ayudar en caso de una emergencia médica.

D. Si sospecha que el paciente tiene un síndrome coronario agudo, puede darle aspirina y tabletas de nitroglicerina al paciente porque estos medicamentos son elementos necesarios en el equipo médico, según la FAA.

E. La Ley de Asistencia Médica Aérea de 1998 protege a los proveedores que responden a emergencias médicas en vuelo de responsabilidad, pero esta ley se aplica a reclamos que surgen de vuelos nacionales y la mayoría de los reclamos surgen de vuelos internacionales que involucran a transportistas o residentes de EE. UU.

#13

Respuesta: A

Los contenidos del kit médico en vuelo requerido por la Administración Federal de Aviación en todas las líneas aéreas comerciales con sede en los Estados Unidos incluye muchas cosas, como un estetoscopio, vías respiratorias, BVM, agujas, jeringas, antihistamínicos, aspirina, inhaladores broncodilatadores, dextrosa 50%, epinefrina (1:1000 y 1:10,000), tabletas de lidocaína IV y nitroglicerina. En particular, el kit médico de emergencia en vuelo estándar no contiene un glucómetro, pero algunas aerolíneas pueden llevarlo como parte de un kit médico mejorado. Si no hay un glucómetro en el kit, un proveedor puede considerar tomar prestado el glucómetro de otro pasajero. Las otras afirmaciones son verdaderas. La lista de equipos a bordo también está disponible aquí: https://www.wikem.org/wiki/Commercial_in-flight_medical_emergencies

- Nable JV et al. In-flight medical emergencies during commercial travel, NEJM 2015:373:939-45.

Endocrino

#14

Todas las siguientes son presentaciones características de crisis suprarrenal EXCEPTO:

A. Hipotensión persistente después del reemplazo de volumen apropiado en pacientes con vómitos o diarrea.

B. Un estado mental alterado mayor de lo esperado en un paciente con corticosteroides crónicos diagnosticados con cetoacidosis diabética.

C. Hiperkalemia asociada con hiponatremia e hipoglucemia en un paciente que parece enfermo.

D. Hipotensión refractaria en pacientes con shock séptico a pesar de una resucitación con fluidos IV adecuada y soporte vasopresor.

E. Hipernatremia asociada con hipopotasemia e hiperglucemia en un paciente con la diabetes tipo 2.

#14

Respuesta: E

Los síntomas de la deficiencia de cortisol incluyen síntomas inespecíficos como náuseas, vómitos y debilidad, pero también pueden incluir pérdida de peso, dolor abdominal y cambios en el estado mental. Los síntomas de la deficiencia de aldosterona incluyen deseo de sal y síncope por deshidratación. El exceso de ACTH causa hiperpigmentación, mientras que las deficiencias de andrógenos reducen el vello axilar y púbico.

La insuficiencia suprarrenal primaria (IAP), o enfermedad de Addison, es causada con mayor frecuencia por trastornos autoinmunitarios y se caracteriza por una producción insuficiente de glucocorticoides y mineralocorticoides por las glándulas suprarrenales, que conduce a deficiencias de cortisol y aldosterona, respectivamente. La insuficiencia suprarrenal secundaria (IAS) es más común que la IAP: la presentación clásica es el paciente mayor con esteroides crónicos que detiene repentinamente los esteroides exógenos. En comparación con IAP, <u>IAS se destaca por el mantenimiento de la secreción de aldosterona, lo que evita que la paciente con IAS desarrolle hiperpotasemia</u>. Además, los pacientes IAS sufren de una falta de producción de hormona liberadora de corticotropina (CRH) o hormona adrenocorticotrópica (ACTH).

La hiperplasia suprarrenal congénita (HSC) es un tipo de IAP causada por la deficiencia de 21-hidroxilasa y generalmente se diagnostica al nacer, aunque puede presentarse en niños mayores. La deficiencia de la enzima produce una disminución en la producción de cortisol y aldosterona a partir de precursores de esteroides que luego se usan para producir andrógenos. Esto produce pérdida de sal (que puede ser fatal en los bebés) y pubertad precoz.

La insuficiencia corticosteroidea relacionada con la enfermedad crítica (ICREC), o insuficiencia suprarrenal funcional, ocurre cuando las citoquinas inflamatorias abruman la respuesta de los glucocorticoides durante el estrés que causa la disfunción del eje HPA. Se debe considerar en pacientes que tienen hipotensión refractaria a líquidos y vasopresores. <u>Los pacientes a menudo tienen cambios de estado mental alterados mayores de lo esperado, así como también hiperpotasemia, hiponatremia e hipoglucemia</u>. La enfermedad gastrointestinal es la causa más común de crisis suprarrenal. La hidrocortisona es el tratamiento preferido con corticosteroides en la crisis suprarrenal debido a sus propiedades combinadas de glucocorticoides y mineralocorticoides.

- Cutright A et al. Recognizing and managing adrenal disorders in the emergency department.

#15

Un paciente masculino de 70 kg presenta un sodio de 115 mEq / dL. El paciente entonces comienza a incautarse. El próximo paso de administración más apropiado es hacer lo siguiente:

A. Solicitar electrolitos de orina, creatinina y osmolalidad para determinar si el paciente tiene SIADH.

B. Administrar levetiracetam y llame a neurología para un ataque de nueva aparición.

C. Administrar 100 ml de solución salina hipertónica al 23% durante los próximos 30 minutos.

D. Administrar 400 ml de solución salina hipertónica al 3% durante los próximos 20-30 minutos.

E. Proporcione 3,2L de 0,9% NS como un bolo durante los próximos 20-30 minutos, porque todos merecen un bolo en el DE.

#15

Respuesta: D

Los primeros agentes de elección deben ser la solución salina hipertónica y una benzodiazepina, no un antiepiléptico como el levetiracetam. El sodio sérico se debe aumentar en aproximadamente 5 mEq durante los próximos 30 minutos.

Calcule el mEq total de sodio que debe reemplazarse en el agua corporal total (TBW) para determinar la cantidad de solución salina hipertónica (HTS) que debe administrarse. <u>El HTS al 3% contiene 513 mEq por L.</u>

El TBW en este paciente es 60% de su peso en kg (si fuera una mujer, sería 50%) = 70 kg x 0,6 = 42 L. Por lo tanto, el número total de mEq de sodio necesario es 42 L x 5 mEq / L = 210 mEq. Por lo tanto, la cantidad de HTS al 3% que necesitaría administrar es de 210 mEq / 513 mEq / 1 = 0,4 L, o 400 ml en 20-30 minutos. Dado el tiempo que puede llevar obtener el 3%, un método alternativo es usar bicarbonato de sodio. Un amplificador de bicarbonato de sodio contiene 50 mEq de sodio, entonces darle 4 amperios en este caso también alcanzaría ese objetivo.

El sodio sérico debe incrementarse en no más de 12 mEq durante 24 horas (o 0,5 mEq por hora) para evitar la mielinólisis central pontina (CPM). Se pueden usar cálculos similares a los anteriores para calcular la tasa de mantenimiento de la solución salina normal en la que debe colocarse el paciente.

- Adrogué HJ, Madias NE. Hyponatremia. NEJM 2000; 342:1581-1589.

#16

Un hombre de 55 años tiene un nivel de azúcar en la sangre de 850 mg / dL. Al ayudarlo a discernir entre la cetoacidosis diabética (CAD) y el coma hiperosmolar (CH), ¿cuál de las siguientes opciones es FALSA?

A. La CAD se distingue por una glucemia >250 mg / dl, cetonuria moderada o acetonemia, pH arterial <7,3 y bicarbonato <15 mEq / L.

B. La CH se caracteriza por un estado mental alterado, glucosa generalmente >600 mg / dL, cetonuria o acetonemia mínima o nula, osmolalidad sérica >320 mosm / kg, pH >7,3 y bicarbonato >15 mEq / L.

C. El déficit típico de agua corporal total es de 9 L en CAD pero solo de 6 L en CH.

D. En contraste con el inicio agudo de CAD, que ocurre en horas o días, los pacientes con CH evolucionan con signos y síntomas durante días y semanas y con frecuencia presentan un estado mental severamente alterado.

E. La resolución de la CH se distingue por osmolalidad sérica normal, resolución de anomalías del signo vital y restablecimiento del estado mental, mientras que la resolución de CAD se define por glucosa en sangre <200 mg / dL y dos de los siguientes: bicarbonato ≥ 15 mEq / L, pH venosa >7.3 y brecha aniónica <12 mEq / L.

#16

Respuesta: C

En comparación con la CAD, en la CH, los pacientes tienen algún grado de función de las células beta pancreáticas y la presencia de cierta cantidad de insulina inhibe la lipólisis y, por lo tanto, la acetonemia. Los niveles extremadamente altos de glucosa (>600 mg / dL) a menudo se observan en CH en comparación con CAD. Clínicamente, los pacientes con CH exhiben diuresis osmótica y deshidratación. A menudo, también pueden mostrar un estado mental alterado, incluido el coma, como resultado de una hipernatremia grave y una osmolalidad sérica elevada. El déficit total de agua corporal también es típicamente más alto en CH (promedio de 9 L frente a 6 L en CAD).

- LLSA 2016 - Van Ness-Otunnu R, Hack JB. Hyperglycemic crisis. J of Emerg Med 2013; 45:797-805.

#17

Los valores de laboratorio de un paciente con cetoacidosis alcohólica (CAA) pueden mostrar hipocalemia, hipofosfatemia, hipomagnesemia, hipocalcemia e hiponatremia. Todas las siguientes afirmaciones con respecto a CAA son correctas, EXCEPTO:

A. Se debe iniciar un goteo de insulina.

B. El 50% de los pacientes con cetoacidosis alcohólica no serán acidémicos.

C. Se deben ordenar los niveles de beta-hidroxibutirato si se sospecha abuso de alcohol y cetoacidosis alcohólica.

D. Por lo general, no se requiere terapia de bicarbonate.

E. Si el paciente tolera líquidos orales, se prefiere la reposición oral de potasio, fosfato y magnesio (en vez de la repleción parenteral).

#17

Respuesta: A

El consumo crónico de alcohol conduce a una variedad de trastornos mixtos ácido-base y electrolitos, e incluso la cetoacidosis alcohólica debido a un aumento de la relación NADH / NAD del metabolismo del alcohol que conduce a la cetogénesis y al aumento de los niveles de beta-hidroxibutirato; alcalosis respiratoria por abstinencia de alcohol, enfermedad hepática grave o sepsis subyacente; y disminución de los niveles séricos de fosfato, magnesio, potasio y calcio. Los alcohólicos que no comen también tienen reservas pobres de glucógeno, lo que contribuye a una cetosis adicional y, por lo tanto, a la necesidad de administrar dextrosa.

Se debe obtener una medida de beta-hidroxibutirato en suero, ya que las pruebas que usan reacción de nitroprusiato (tira reactiva de orina) para detectar la presencia de cetonas solo son sensibles al acetoacetato. Es importante administrar fluidos que contienen dextrosa (D5-NS) durante la reanimación para evitar una mayor cetogénesis. Administre tiamina antes de la administración de glucosa para disminuir el riesgo de encefalopatía de Wernicke o síndrome de Korsakoff. No se requiere bicarbonato exógeno ya que el metabolismo de los aniones lácticos y cetoácidos producirá bicarbonato endógeno. La reanimación puede desenmascarar los déficits electrolíticos antes mencionados, que generalmente se presentan 24 a 36 horas después de la admisión. Cuando sea posible, se prefiere la suplementación oral para corregir los déficits de potasio, magnesio y fosfato. La eliminación de las reservas de magnesio y vitamina D es el tratamiento de elección para la hipocalcemia. La hiponatremia se trata con la reposición de volumen y el aumento de la ingesta de proteínas en la dieta.

- Palmer BF, Clegg DJ. Electrolyte disturbances in patients with chronic alcohol use disorder. NEJM 2017; 377:1368-77.

#18

Un varón obeso de 48 años que ya se ha sometido a una colecistectomía hace un año ahora presenta dolor en el cuadrante superior derecho, náuseas y saciedad precoz sin pérdida de peso o diarrea. La tomografía computarizara (TC) muestra esteatohepatitis no alcohólica (EHNA) y los laboratorios demuestran una transaminitis leve a moderada con proporción internacional normalizada (INR) normal. ¿Las declaraciones VERDADERAS sobre EHNA incluyen cuál de los siguientes?

A. EHNA no puede progresar a la cirrosis.

B. EHNA no puede ocurrir en niños.

C. Se predice que EHNA será la razón principal para el trasplante de hígados en los EE. UU. antes del año 2020.

D. Las bebidas con cafeína pueden aumentar la fibrosis.

E. El trabajo de turno y la alteración de los ritmos circadianos NO son asociados con EHNA.

#18

Respuesta: C

La enfermedad hepática grasa es la enfermedad hepática más común en el mundo. El 25% de los adultos de EE. UU. tienen esteatohepatitis no alcohólica (EHNA), que se puede descomponer en hígado graso simple y esteatohepatitis no alcohólica (EHNA). <u>El hígado graso simple no causa inflamación o progreso para causar complicaciones</u>. EHNA se caracteriza por inflamación y daño hepático que causa aumento de aminotransferasas elevadas.

<u>EHNA está fuertemente asociado con el síndrome metabólico y puede conducir a fibrosis hepática, cirrosis y carcinoma hepatocelular (CHC).</u> El diagnóstico y la estadificación de la fibrosis se realizan con biopsia hepática. Aunque existe una gran variabilidad en la rapidez de su progresión, la fibrosis hepática puede progresar a cirrosis en tan solo 20 años. Para el año 2020, se espera que EHNA sea la principal razón para el trasplante de hígado en los EE. UU. Desafortunadamente, los pacientes pediátricos obesos también pueden desarrollar EHNA. La modificación del estilo de vida y el factor de riesgo ambiental es la base para el tratamiento de la EHNA sin fibrosis. Las recomendaciones

incluyen perder el 7% del peso corporal si es obeso o tiene sobrepeso, limitar el consumo de bebidas enriquecidas con fructosa, limitar el consumo de alcohol, y beber >2 tazas de café con cafeína cada día.

• Diehl AM, Day C. Cause, pathogenesis, and treatment of nonalcoholic steatohepatitis. NEJM 2017; 377:2063-72.

ORL

#19

Las declaraciones verdaderas sobre el angioedema incluyen los siguientes, EXCEPTO:

A. El angioedema se puede clasificar como angioedema mediado por bradiquinina o mediado por histamina.

B. El angioedema secundario a los inhibidores de la enzima convertidora de angiotensina (IECA) es un efecto secundario común de esta clase de medicamentos y se produce cuando la disminución del metabolismo de la bradicinina produce una acumulación excesiva.

C. Aparte de la epinefrina, el único tratamiento agudo posible disponible para el tratamiento del angioedema inducido por IECA u otro angioedema mediado por bradicinina en el DE es el plasma fresco congelado (PFC).

D. Los antagonistas de H1 y H2, los esteroides y la epinefrina están absolutamente contraindicados en el angioedema mediado por bradiquinina.

E. Existe una forma adquirida de deficiencia de INH C1 que clínicamente se parece al angioedema hereditario (AEH).

#19

Respuesta: D

El angioedema se puede clasificar como mediado por bradiquinina o mediado por histamina. El tipo mediado por histamina se asocia con síntomas predominantemente cutáneos, como urticaria e hinchazón, que generalmente se resuelven en 24 a 48 horas. El tratamiento incluye antagonistas de H1 y H2, así como corticosteroides; la epinefrina debe usarse en situaciones que amenazan la vida. Las causas comunes incluyen drogas, alimentos, látex y picaduras de insectos. Por el contrario, el angioedema mediado por bradiquinina no presenta urticaria, dura de 2 a 5 días y no responde a los antihistamínicos ni a los corticosteroides. Aunque estos tratamientos generalmente son ineficaces en el angioedema mediado por bradiquinina, no están contraindicados, y en situaciones donde la causa del angioedema no está clara, se debe administrar con prontitud epinefrina, antihistamínicos y corticosteroides.

El angioedema hereditario (AEH) se debe a una mutación del gen que codifica INH C1. Terapias tal como Icatibant, Ecallantide y concentrado de INH C1 ahora están aprobadas por la FDA para el tratamiento de los ataques de AEH, pero los datos son limitados en el tratamiento del angioedema no relacionado con AEH con bradiquinina (es decir, angioedema inducido por IECA). Actualmente, el tratamiento principal disponible para el angioedema inducido por IECA en el DE es el PFC. La deficiencia de INH C1 adquirida se caracteriza por un bajo INH C1 debido al consumo de la proteína, lo que produce una sobreproducción de bradiquinina. Como resultado, esta condición se presenta de manera similar a AEH.

- LLSA 2017 – Moellman JJ et al. A consensus parameter for the evaluation and management of angioedema in the emergency department. Acad Emerg Med 2014; 21: 469-484.

＃20

Un hombre afroamericano de 55 años presenta edema labial y facial. No hay urticaria asociada, y el historial es negativo para cualquier nueva exposición o viaje reciente. Mientras que el paciente manifiesta edema periorbitario, labial y lingual, se queja de dolor abdominal y tiene un episodio de vómitos cuando presentado. Se sospecha angioedema inducido por IECA debido a su uso de lisinopril. ¿Cuál de los tratamientos enumerados a continuación se enfocaría más efectivamente en la fisiopatología subyacente de esta condición?

A. Antagonista H1.

B. Antagonista H2.

C. Methylprednisolone (Solumedrol).

D. Dexamethasone (Decadron).

E. Plasma fresco congelado.

#20

Respuesta: E

El angioedema se puede clasificar como mediado por bradiquinina o mediado por histamina, que a veces presenta características de anafilaxia. El angioedema mediado por bradiquinina generalmente es más severo, dura más y es más probable que afecte a las vísceras abdominales en comparación con el angioedema mediado por histamina. Debido a la participación frecuente de la vía aérea superior, existe un riesgo significativo de muerte por asfixia por angioedema mediado por bradiquinina. El uso de inhibidores de la ECA, incluso en el pasado remoto, puede precipitar el angioedema debido a la disminución del metabolismo de la bradiquinina, lo que provoca su acumulación excesiva. Actualmente, el tratamiento principal disponible para el angioedema inducido por ECA en el ED es el PFC.

Angioedema hereditario tipo I y II son causados por un gen inhibidor de C1 anormal que resulta en la sobreproducción de bradiquinina. Clínicamente similar a AEH, la deficiencia adquirida de INH C1 se debe a un bajo nivel de INH C1, lo que lleva a una producción excesiva de bradiquinina.

Se cree que la mayoría de los casos de angioedema idiopático son mediados por histamina y responden a epinefrina, antagonistas de histamina y corticosteroides. Sin embargo, los casos refractarios pueden estar mediados por bradiquinina.

- LLSA 2017 - Moellman JJ et al. A consensus parameter for the evaluation and management of angioedema in the emergency department. Acad Emerg Med 2014; 21:469-484.

#21

Un hombre de 45 años presenta una queja principal de tinnitus bilateral que comenzó hace 3 días y ha sido incesante y molesto. No ha habido traumas, dolor, secreción o fiebre asociados. Según las pautas de la Academia Estadounidense de Otorrinolaringología-Cirugía de Cabeza y Cuello (AAO-HNS), ¿cuál de las siguientes es VERDADERA?

A. TC de los mastoides se debe obtener en este paciente

B. Se debe prescribir un antidepresivo, como un tricíclico.

C. Se debe prescribir un anticonvulsivo, como gabapentina.

D. Si los síntomas de este paciente no son persistentes (≥ 6 meses) o molestos, entonces las pruebas audiométricas son opcionales.

E. No importa si los síntomas son molestos o no.

21

Respuesta: D

Las pruebas audiométricas son opcionales en pacientes sin tinnitus persistente (≥ 6 meses) o molesto. Sin embargo, se justifica un examen audiológico completo en pacientes con tinnitus unilateral, persistente (≥ 6 meses) o asociado con dificultades auditivas. La mayoría de los pacientes con tinnitus no tienen una causa médica subyacente y no se recomiendan las imágenes radiológicas de rutina. Las imágenes deben considerarse para pacientes con tinnitus pulsátil, tinnitus unilateral, tinnitus con déficit neurológico focal o tinnitus con pérdida auditiva asimétrica.

Debido a la preocupación por la patología retrococlear, se debe obtener un IRM no emergente con contraste en pacientes con tinnitus no pulsátil unilateral o pérdida auditiva asimétrica. La tomografía computarizada de corte fino de los huesos temporales con <u>fase arterial y venosa se recomienda para el tinnitus pulsátil, que es preocupante para una etiología vascular.</u>

- Walker DD et al. Tinnitus. JAMA 2016; 315:2221-2222.

#22

Una mujer febril de 25 años se presenta con un día de secreción nasal y cefalea frontal y usted sospecha que puede tener sinusitis. Las declaraciones VERDADERAS sobre la sinusitis incluyen ¿cuál de las siguientes?

A. La presencia de una secreción nasal purulenta distingue con precisión la sinusitis bacteriana frente a la viral.

B. Hay hallazgos característicos de TC y radiografía simple que pueden distinguir con precisión la sinusitis bacteriana de la viral.

C. El diagnóstico de sinusitis bacteriana aguda se basa en la presencia de secreción nasal purulenta acompañada de obstrucción nasal y / o dolor facial que persiste por lo menos 10 días.

D. La claritromicina y la azitromicina son agentes de primera línea para los antibióticos en el tratamiento de la supuesta sinusitis bacteriana.

E. No hay evidencia de beneficio de los glucocorticoides nasales, pero se ha demostrado que los descongestionantes, los antihistamínicos y la guaifenesina (un mucolítico) son efectivos.

#22

Respuesta: C

La mayoría de los casos de sinusitis aguda tienen una etiología viral, y casi todos tienen resolución o reducción de los síntomas dentro de 1 a 2 semanas sin antibióticos. Una minoría de pacientes progresa a una infección bacteriana. El diagnóstico de sinusitis bacteriana aguda se basa en la secreción nasal purulenta con obstrucción nasal, dolor facial, presión o plenitud que persiste por lo menos 10 días o empeora después de la mejoría inicial en 10 días. La presencia de secreciones purulentas o estudios radiográficos solos no pueden distinguir entre una infección viral o bacteriana. Deben ofrecerse antibióticos si los síntomas no mejoran en 7 días o si empeoran en cualquier momento. Amoxicilina o amoxicilina-clavulánico son las terapias antibióticas de primera línea recomendadas. Debido a S. pneumoniae resistente a macrólidos, no se recomiendan claritromicina y azitromicina. Aunque se ha demostrado que los glucocorticoides intranasales disminuyen los síntomas como el dolor y la congestión nasal después de 2 a 3 semanas de uso (NNT = 13), existen pocas pruebas que apoyen el uso de descongestionantes, antihistamínicos y guaifenesina en el tratamiento de la sinusitis bacteriana aguda.

- Rosenfeld RM. Acute sinusitis in adults. NEJM 2016; 375: 962-970.

Gastroenterología

#23

Un hombre de 80 años con colocación reciente de stent cardíaco que está en terapia doble antiplaquetaria presenta múltiples episodios de heces rojas mezcladas con coágulos. Él es taquicárdico y casi hipotenso. El examen rectal revela heces de color granate. Los laboratorios son notables por una hemoglobina de 9,5 g / dL, recuento plaquetario normal y un INR normal. Las declaraciones VERDADERAS sobre su aguda hemorragia digestiva baja (HDB) incluyen ¿cuál de las siguientes?

A. La HDB se define como una hemorragia que se origina distal al ligamento de Treitz.

B. El procedimiento inicial para la mayoría de los pacientes con HDB aguda es una tomografía computarizada (TC).

C. La colonoscopia debe realizarse dentro de las 24 horas posteriores a la presentación.

D. Las dosis bajas de aspirina tomadas tanto para la prevención primaria de eventos cardíacos como para la profilaxis cardiovascular secundaria deben suspenderse.

E. Las directrices recomiendan la transfusión de concentrados de glóbulos rojos para mantener una concentración de hemoglobina superior a 10 g / dL.

#23

Respuesta: C

Donde las HDB agudas se definieron previamente como cualquier hemorragia distal al ligamento de Treitz, ahora HDB se refiere solo a las hemorragias que se originan en el colon o el recto. Las hemorragias que se originan entre el ligamento de Treitz y la válvula ileocecal se denominan hemorragias intestinales medianas. La colonoscopia es el procedimiento de elección inicial para la mayoría de los pacientes que presentan HDB agudos y debe realizarse dentro de las 24 horas posteriores a la presentación. La endoscopia, otros estudios radiográficos y el tratamiento angiográfico deben considerarse para pacientes hemodinámicamente con hematoquecia.

La dosis baja de aspirina para la prevención cardíaca primaria debe ser discontinuada; sin embargo, las dosis bajas de aspirina tomadas para la prevención secundaria deben continuar. Los pacientes con terapia doble antiplaquetaria deben continuar con sus medicamentos si se sometieron a un stent en los últimos 30 días o si experimentaron un síndrome coronario agudo dentro de los 90 días. De lo contrario, se recomienda la suspensión del agente antiplaquetario sin aspirina durante 1 a 7 días. Las directrices recomiendan transfusiones para mantener <u>Hgb ≥ 7 g / dL, con un umbral de transfusión mayor de ≥ 9 g / dL en pacientes con enfermedad cardiovascular isquémica coexistente</u>.

- Gralnek IM et al. Acute lower gastrointestinal bleeding N Engl J Med 2017; 376:1054-1063.

#24

Un varón de 24 años sufre insuficiencia hepática aguda por una aparente sobredosis aguda de paracetamol. Se llama al centro de control de envenenamiento y se inicia N-acetilcisteína. ¿Cuál de las siguientes afirmaciones es FALSA sobre la insuficiencia hepática aguda inducida por paracetamol?

A. El riesgo de muerte es mayor después de que la ingestión sustancial de drogas se escalona durante horas o días en lugar de consumir una sola dosis grande en un momento dado.

B. Las muertes por insuficiencia hepática aguda son más comunes debido a autointoxicaciones involuntarias en lugar de deliberadas.

C. Los pacientes desnutridos corren un mayor riesgo de insuficiencia hepática aguda por acetaminofén.

D. Los alcohólicos corren un mayor riesgo de insuficiencia hepática aguda por acetaminofén.

E. Las infusiones de grandes volúmenes de fluidos hipotónicos para apoyar su presión arterial deben ser iniciados lo más rápido posible.

#24

Respuesta: E

La lesión hepática inducida por fármacos es la causa más común de insuficiencia hepática aguda en los Estados Unidos, particularmente debido a una sobredosis de paracetamol. Los pacientes que ingieren cantidades sustanciales durante horas o días experimentan el mayor riesgo de muerte, aunque la insuficiencia hepática aguda también puede ocurrir después de una sola dosis grande. La muerte por insuficiencia hepática aguda es más común por autointoxicación involuntaria que deliberada. Los pacientes desnutridos y los alcohólicos corren el mayor riesgo de insuficiencia hepática. Los factores que aumentan el riesgo de muerte incluyen la edad avanzada, coagulopatía y elevaciones en los niveles de transaminasas y bilirrubina. El manejo debe incluir la infusión intravenosa de glucosa, dado el mayor riesgo de hipoglucemia, y el soporte nutricional, dado el estado catabólico típicamente observado en estos pacientes. No se deben administrar infusiones de líquidos hipotónicos de gran volumen ya que pueden provocar hiponatremia y edema cerebral.

- LLSA 2016 - Bernal W, Wendon J. Acute liver failure. NEJM
  2013; 369:2525-2534

#25

Un varón de 60 años acude al departamento de emergencias después de comerse un pedazo grande de pavo que ahora está atrapado en su esófago, y no ha podido tragar nada desde entonces. En el examen físico, parece incómodo y detiene un recipiente en cual está escupiendo saliva. ¿Cuál de las siguientes afirmaciones acerca de las impactaciones accidentales de los bolos alimenticios y las ingestas de cuerpos extraños es FALSA?

A. La impactación del bolo alimenticio encima de una estenosis o anillo esofágico preexistente es la causa más común en adultos.

B. Hay 4 áreas de estrechamiento fisiológico en el esófago donde los cuerpos extraños generalmente se impactan.

C. La endoscopia emergente está indicada en este paciente.

D. Si la impactación del bolo alimenticio se resuelve espontáneamente, la endoscopia probablemente se debe realizar en una fecha posterior debido a la alta probabilidad de una anormalidad estructural esofágica o motora subyacente.

E. Ablandadores de carne como la papaína no deben

administrarse.

25

Respuesta: B

El esófago tiene tres regiones de estrechamiento fisiológico: el esfínter esofágico superior, el arco aórtico y el hiato diafragmático. La impactación del bolo alimenticio encima de un anillo esofágico o estenosis es la causa más común de impactación del cuerpo esofágico en adultos, mientras que en los niños es una moneda. El inicio agudo de la disfagia o la incapacidad completa para tragar la saliva es una presentación común. La endoscopia emergente está indicada en este paciente porque tiene signos de obstrucción esofágica completa. Con obstrucciones incompletas, la Sociedad Estadounidense de Endoscopia Gastrointestinal sugiere que los bolos alimenticios se eliminen dentro de las 24 horas o antes para evitar la aspiración o la perforación. Aunque los estudios han sido mixtos con respecto a su eficacia, el glucagón se puede utilizar ya que es relativamente seguro, pero su administración no debe retrasar la realización de una endoscopia definitiva. Los ablandadores de carne, como la papaína, nunca deben administrarse a pacientes con impactaciones de alimentos porque puede producirse un daño esofágico grave. La endoscopia urgente puede diferirse si la impactación del bolo alimenticio se resuelve espontáneamente, pero aún debe realizarse en una fecha posterior, dada la alta probabilidad de patología esofágica subyacente.

- Ikenberry SO, et al. ASGE Standards of practice committee. Management of ingested foreign bodies and food impactions. Gastrointest Endosc 2011; 73: 1085.

#26

Una mujer de 55 años sin ningún problema médico presenta hematemesis. El único medicamento que toma es 81 mg de aspirina para prevención cardiovascular primaria. Su presió¬n arterial es 92/62 mmHg y su frecuencia cardíaca es 110 bpm. Su examen no es notable excepto por las heces con sangre oculta. Su hemoglobina es 9 g / dL con plaquetas normales y parámetros de coagulación. El nitrógeno de úrea (BUN) es 60 mg / dL. Las declaraciones VERDADERAS sobre hemorragia digestiva alta (HDA) incluyen ¿cuál de las siguientes?

A. La causa más común de hemorragia digestiva alta en los Estados Unidos es la hemorragia varicosa.

B. El puntaje Glasgow-Blatchford, que ayuda a estratificar el riesgo de pacientes con HDA, incluye la presión arterial diastólica.

C. La eritromicina puede mejorar la visualización de la mucosa gástrica durante la endoscopia.

D. Se necesita una sonda nasogástrica para ayudar a discernir una hemorragia digestiva alta de una hemorragia digestiva baja.

E. La transfusión de glóbulos rojos generalmente se recomienda cuando la hemoglobina disminuye a menos de 10 g / dL.

#26

Respuesta: C

La causa más común de hemorragia digestiva alta es la úlcera péptica, que generalmente se debe a Helicobacter pylori o AINE. Otras causas menos comunes de várices incluyen desgarros de Mallory-Weiss, neoplasmas y fístulas aorto-entéricas. Los pacientes que presentan hemorragia digestiva alta asociada con signos vitales anormales (FC $\geq$ 100 lpm o PAS $\leq$ 100 mmHg), edad avanzada ($\geq$ 60) o comorbilidades médicas importantes tienen mayor riesgo de hemorragia y muerte.

El puntaje Glasgow-Blatchford incluye varios parámetros de signos vitales, incluida la presión arterial sistólica (no diastólica), medidas de laboratorio y otras características históricas. La eritromicina aumenta la motilidad gástrica, mejorando la visualización de la mucosa gástrica durante la endoscopia, y los metaanálisis han demostrado una menor necesidad de transfusión de sangre y repetir la endoscopia. No se ha demostrado que las sondas nasogástricas sean útiles para eliminar los coágulos y mejorar la visualización durante la endoscopia. En pacientes hemodinámicamente estables, se recomienda la transfusión de glóbulos rojos cuando el Hgb disminuye menos de 7 g / dL o menos de 8 g / dL en pacientes con enfermedad cardiovascular preexistente.

Los pacientes con infección por H. pylori deben recibir tratamiento y, una vez confirmada la erradicación, deben discontinuar los medicamentos antisecretores. Los pacientes con úlceras hemorrágicas debido a los AINE deben suspender su uso y, si se reanuda, se debe utilizar un AINE selectivo de COX-2 más un IBP. Las dosis bajas de aspirina para la prevención cardiovascular secundaria deben reanudar el uso dentro de los 1 a 7 días después de que se detiene la hemorragia; deben ser discontinuadas permanentemente si se toman para prevención primaria.

- Laine L. Upper gastrointestinal bleeding due to a peptic ulcer. N Engl J Med 2016; 374: 2367-2376.

27

Un hombre de 55 años con antecedentes de cirrosis alcohólica y hepatitis C se queja de distensión y dolor abdominal. En el examen físico, parece estar desnutrido y tiene ascitis y asterixis obvias con encefalopatía. Las declaraciones VERDADERAS sobre el tratamiento de pacientes con cirrosis incluyen ¿cuál de las siguientes?

A. La ingesta de proteínas debe restringirse en pacientes con encefalopatía hepática.

B. Debido a la enfermedad hepática subyacente, los AINE son preferibles al acetaminofén.

C. Tramadol y medicamentos tópicos como la lidocaína son seguros.

D. La paracentesis está contraindicada si el recuento de plaquetas <50.000 / μL o si el INR es> 1,5.

E. La albúmina no debe administrarse a pacientes con PBE, insuficiencia renal aguda y una creatinina de 2 mg / dL.

#27

Respuesta: C

La desnutrición es común en la cirrosis. Se recomiendan dietas ricas en proteínas, incluso en pacientes con encefalopatía hepática y se asocian con una mejora en el estado mental. Los agentes analgésicos deben seleccionarse cuidadosamente en pacientes con cirrosis. El paracetamol es seguro si el paciente se abstiene del alcohol; la mayoría de los especialistas recomiendan un máximo de 2 g por día. Tramadol también se considera seguro en dosis bajas, como lo es la lidocaína tópica. Los AINE están contraindicados debido al riesgo de insuficiencia renal y hemorragia gastrointestinal; sin embargo, la dosis baja de aspirina debe continuarse en pacientes con enfermedad cardiovascular grave. Los opiáceos deben usarse con precaución, ya que pueden precipitar la encefalopatía hepática.

La paracentesis se considera segura incluso en pacientes con un INR tan alto como 8,7 y plaquetas tan bajas como 19,000 / µL. En la ascitis refractaria a diuréticos, se debe eliminar la mayor cantidad de líquido posible durante la paracentesis. Se deben administrar 6-8 g de albúmina por litro de volumen extraído para las paracentesas de mayor volumen (>5 L).

En el contexto de SBP, albúmina IV 1,5 g / kg administrada dentro de las 6 horas del diagnóstico, con 1 g / kg adicional administrado el día 3 más Cefotaxime IV también proporciona un beneficio de mortalidad hospitalaria y reduce el riesgo de insuficiencia renal en pacientes de alto riesgo (Cr >1 mg / dL, BUN >30 mg / dL, Bilirrubina >4 mg / dL).

- GE PS, Runyon BA. Treatment of patients with cirrhosis. N Engl J Med 2016; 375:767-777.

Un varón de 55 años presenta dolor abdominal epigástrico que irradia a su espalda. La lipasa vuelve a 3.000 U / L y usted cree que tiene pancreatitis inducida por el alcohol. ¿Las declaraciones VERDADERAS sobre la pancreatitis incluyen cuál de los siguientes?

A. La causa más común de pancreatitis aguda es el alcohol.

B. La diabetes tipo 1 y la caquexia son factores de riesgo para la pancreatitis aguda.

C. La incidencia de pancreatitis aguda está disminuyendo, pero la mortalidad ha estado aumentando.

D. El diagnóstico de pancreatitis aguda requiere al menos 2 de los siguientes: dolor compatible con pancreatitis aguda, niveles de lipasa o amilasa que son al menos 3 veces el límite superior de lo normal y hallazgos de pancreatitis aguda en imágenes transversales (CT o IRM).

E. La fluidoterapia agresiva es más importante después de las primeras 24 horas.

#28

Respuesta: D

La causa número uno de pancreatitis aguda, en todo el mundo, es piedras en la vesícula. Otras causas comunes incluyen alcohol e hipertrigleciridemia. Diabetes tipo 2 y obesidad mórbida aumentan el riesgo de pancreatitis. Como resultado, ha habido un aumento en la incidencia de pancreatitis, pero, mortalidad ha bajado sobre el tiempo.

La diagnosis requiere por lo menos una de las siguientes características: dolor agudo en la parte superior, usualmente epigástrico, en el abdomen, niveles altos de lipasa en suero >3 veces del límite superior de la normalidad, y hallazgos de pancreatitis aguda en imágenes.

Manejo incluye resucitación agresiva de líquidos durante las primeras 24 horas y es menos útil a partir de entonces. Pacientes deben ser monitoreados debido al riesgo de sobrecarga de líquidos, que puede resultar en el síndrome de compartimiento abdominal, necesidad de intubación, y muerte. En la ausencia de síntomas severos, la mayoría de los pacientes con leve pancreatitis aguda pueden empezar una dieta baja en grasa después de la admisión.

Aproximadamente 20 a 30% de los pacientes con pancreatitis aguda desarrollan disfunción pancreática exocrina y endocrina.

- Forsmark CE et al. Acute pancreatitis. N Engl J Med 2016; 375: 1972-1981.

29

Which of the following statements about esophageal foreign bodies (ingested, aspirated, or inserted) is FALSE?

A. Solo el vidrio con plomo es radiopaco en radiografías sencillas.

B. El local más común para impactación de cuerpo extraño ingerido es dentro del esófago superior a nivel del músculo cricofaríngeo.

C. Las directriced de la Sociedad Americana de Endoscopia Gastrointestinal (ASGE) sugieren la eliminación endoscópica de los cuerpos extraños prepilóricos obtusos con un ancho superior a 2,5 cm.

D. Las directrices de ASGE aconsejan la eliminación endoscópica urgente de cualquier cantidad de imanes ingeridos conocidos.

E. ASGE recomiende evitar la eliminación endoscópica de los paquetes de drogas debido a la preocupación de romperlos durante la recuperación.

#29

Respuesta: A

La radiodensidad del vidrio depende en su densidad (no en la concentración del plomo) entonces todos los cuerpos extraños de vidrio son radiopacos en diversos grados. La ubicación más común para una impactación de cuerpo extraño ingerido es al nivel del músculo cricofaríngeo, y una vez que los objetos pasan la unión GE, generalmente pueden pasar por el resto del tracto gastrointestinal sin ningún problema.

Las directrices de ASGE sugieren la eliminación endoscópica de los cuerpos extraños prepilóricos obtusos con un ancho superior a 2,5 cm o longitud mayor de 6 cm si está por encima del duodeno proximal, aunque hay pruebas limitadas para apoyar esto. La eliminación urgente se recomienda para baterías de botón en el esófago, ya que pueden causar necrosis licuefactiva. Las baterías de botón a veces se pueden distinguir de una moneda al encontrar un signo de "halo" en una vista anteroposterior o un escalón en una vista lateral. La endoscopia urgente se recomienda para cualquier número de imanes ingeridos, debido al riesgo de necrosis por presión de la pared intestinal. Debido a preocupaciones de ruptura durante la recuperación, no se recomienda la extracción endoscópica de los paquetes de drogas a menos que no progresen o el paciente presente síntomas a partir de los paquetes rotos.

- LLSA 2018 - Tseng HJ et al. Imaging foreign bodies: ingested, aspirated, and inserted. Ann Emerg Med 2015; 66:570-582.

30

Un hombre de 4 amos es traído por su madre que está preocupada de que el insertó un cordón o un juguete en su pene el día de hoy. Las declaraciones VERDADERAS sobre la ingestión de cuerpos extraños incluyen ¿cuál de los siguientes?

A. El habitus corporal, la ubicación anatómica o las estructuras anatómicas circundantes no contribuyen a la visibilidad radiográfica de un objeto.

B. Metal de aluminio es altamente radiopaco y fácilmente visible en la radiografía.

C. La ultrasonografía es una excelente modalidad de imagen para detectar cuerpos extraños genitourinarios radiotransparentes en la vejiga.

D. El sitio más común para la perforación de objetos largos (> 6 cm) se produce en el ciego.

E. La TC con contraste oral es el estudio de imagen de elección para visualizar cuerpos extraños esofágicos radiotransparentes.

#30

Respuesta: C

La visibilidad radiográfica de un objeto depende de su tamaño, ubicación anatómica, habitus del cuerpo del paciente y estructuras anatómicas circundantes. Excepto por el aluminio, los cuerpos extraños de metal son casi siempre radiopacos. Después de una radiografía, la TC es el siguiente paso para evaluar cuerpos extraños radiolúcidos. La Sociedad Estadounidense de Endoscopia Gastrointestinal (ASGE, por sus siglas en inglés) no recomiende el contraste oral debido al riesgo de aspiración, así como a la disminución de la calidad de cualquier endoscopia posterior.

<u>La ubicación más común para la impactación del cuerpo extraño esofágico está en el nivel del músculo cricofaríngeo.</u> Otros lugares comunes incluyen donde el esófago es atravesado por el bronquio principal izquierdo, el nivel del arco aórtico y la unión gastroesofágica. Más allá del píloro, los cuerpos extraños romos >6 cm tienen dificultad para pasar el bucle C duodenal, por lo que se recomienda la eliminación endoscópica urgente. La perforación por objetos largos ocurre más comúnmente cerca del ligamento de Treitz. Para cuerpos extraños rectales, se deben obtener

imágenes antes del examen rectal digital para evitar lesiones por cuerpos extraños afilados. Las imágenes deben incluir una radiografía de tórax erguida para evaluar el neumoperitoneo. El ultrasonido es altamente sensible para detectar cuerpos extraños radiotransparentes en la vejiga.

- LLSA 2018 - Tseng HJ et al. Imaging foreign bodies: ingested, aspirated, and inserted. Ann Emerg Med 2015; 66:570-582.

#31

Un paciente con antecedentes de enfermedad de Chron se presenta con fiebre, dolor abdominal y una frecuencia cada vez mayor de deposiciones diarreicas. El paciente tiene una temperatura de triage de 39,0 C y parece estar cansado con sensibilidad abdominal difusa en el examen. ¿Las declaraciones VERDADERAS sobre la enfermedad inflamatoria intestinal (EII) incluyen cuál de las siguientes?

A. Si la proteína C-reactiva (PCR) y la velocidad de sedimentación de eritrocitos (ESR) son normales, es imposible que el paciente tenga un brote.

B. Si el paciente tiene dolor pleurítico en el pecho, se clasificará como de bajo riesgo de enfermedad tromboembólica.

C. Las manifestaciones extraintestinales, como la uveítis anterior, pueden preceder al inicio y el diagnóstico de los síntomas de la EII.

D. La calprotectina fecal es el diagnóstico estándar para un brote de enfermedad de Chron del intestino delgado.

E. El megacolon tóxico es un diagnóstico radiográfico que
    requiere imágenes por TC.

#31

Respuesta: C

La enfermedad de Chron causa inflamación de la pared intestinal transmural, mientras que la colitis ulcerosa (CU) solo causa inflamación de la mucosa y submucosa. La enfermedad de Chron puede afectar todas las partes del tracto gastrointestinal, y la mayoría de los pacientes tienen afectación ileal terminal. CU es típicamente aislado al recto y al colon; sin embargo, puede tener complicaciones graves, como megacolon tóxico y hemorragia grave. La EII puede afectar casi cualquier órgano y <u>estas manifestaciones extraintestinales pueden preceder a los síntomas gastrointestinales. Los pacientes también tienen un mayor riesgo de TEV.</u>

Los marcadores inflamatorios como la PCR y la ESR son más confiables en la CD que en la UC, aunque los niveles normales no descartan el brote o las complicaciones de la EII. La calprotectina fecal es una proteína que es un indicador de inflamación muy sensible y confiable; sin embargo, su uso en el DE no se recomienda en este momento. La decisión de tomar una imagen (TC) debe basarse en el juicio clínico; no hay ningún instrumento de decisión clínica validado que defina quién necesita imágenes existe actualmente. <u>El megacolon toxico ocurre cuando hay una dilatación del colon no obstructiva y toxicidad sistémica asociada. Aunque es un diagnóstico clínico, las radiografías mostrarán >6 cm de dilatación del colon transverso en una película supina. El pilar del tratamiento de brote de IBD son los corticosteroides.</u>

- Burg MD, Riccoboni ST. Management of inflammatory bowel disease flares in the emergency department. Emergency Medicine Practice 2017; volume 19, number 11.

Hematología y Oncología

#32

Un paciente de 25 años que está en el quinta día
postoperatorio de una colecistectomía abierta se
diagnostica con una TVP de extremidad inferior derecha.
Las declaraciones VERDADERAS sobre la prueba de
trombofilia incluyen ¿cuál de las siguientes?

A. El diagnóstico de TEV a una edad más temprana se
   asocia con trombofilia hereditaria.

B. Este paciente debe someterse a una prueba de
   trombofilia en el DE.

C. La trombosis arterial, en lugar de la trombosis venosa,
   está más relacionada con una trombofilia heredada.

D. Si este paciente tiene un anticoagulante lúpico positivo
   hoy, entonces se le diagnosticará el síndrome
   anticoagulante lúpico.

E. Si el paciente es diagnosticado con una trombofilia
   hereditaria, se retendrá la anticoagulación en el DE.

32

Respuesta: A

Los pacientes con una <u>trombofilia hereditaria suelen tener un historial familiar fuerte de TEV, TEV a edades más tempranas, TEV con factores provocadores débiles y TEV en sitios poco comunes como las venas SNC y esplácnicas</u>. Las trombofilias heredadas no están asociadas con eventos trombóticos arteriales. El riesgo de TEV aumenta con la edad, y los pacientes con TEV agudo, independientemente de la causa, requieren una anticoagulación completa. La prueba de PCR para trombofilias heredadas (factor V Leiden, etc.) no debe realizarse en el DE ya que los resultados no cambiarán el tratamiento inicial.

Los anticuerpos antifosfolípidos aumentan el riesgo de trombosis arterial y venosa. El diagnóstico del síndrome anticoagulante lúpico no se puede producir con la sola administración de anticuerpos antifosfolípidos por única vez. Requiere un resultado persistentemente positivo y criterios clínicos a cumplir.

• Connors JM. Thrombophilia testing and venous thrombosis. NEJM 2017; 377:1177-87.

#33

Un hombre de 65 años con un historial de un tumor grande en la cabeza y cuello se presenta con síntomas de fatiga, debilidad, confusión, depresión y malestar general, náuseas, vómitos, estreñimiento, poliuria y palpitaciones. Su ECG demuestra un intervalo QT acortado. ¿Cuál de las siguientes anormalidades de electrolitos es probable que subyacen a su presentación?

A. Hipercalemia

B. Hipercalcemia

C. Hipocalemia

D. Hipocalcemia

E. Hiperuricemia

#33

Respuesta: B

La hipercalcemia asociada a la enfermedad maligna se observa en aproximadamente el 30% de los pacientes con cáncer y significa una enfermedad avanzada, con una supervivencia media de menos de dos meses. Aproximadamente el 80% de la hipercalcemia se debe a la síntesis de la proteína relacionada con la hormona paratiroidea (PTHrP), que se denomina clásicamente "hipercalcemia humoral" y se asocia con cánceres de células escamosas como carcinomas pulmonares, esofágicos, de cabeza y cuello y carcinomas ginecológicos. Los pacientes presentan síntomas constitucionales no específicos, poliuria y polidipsia, y síntomas de desaceleración gastrointestinal. El ECG puede revelar un intervalo QT acortado; pueden presentarse arritmias y bloqueo cardíaco si la hipercalcemia empeora.

• McCurdy MT, Wacker DA. Selected Oncologic Emergencies. In: Walls R, Hockberger R, Gausche-Hill M. Rosen's Emergency Medicine: Concepts and Clinical Practice, 2-Volume Set. Saunders W.B.; 2017.

 # 34

Un paciente presente con debilidad bilateral de las extremidades inferiores, un nivel sensorial y retención urinaria. Un IRM demuestra un hematoma espinal epidural. El paciente está tomando Coumadin para la fibrilación auricular, y el INR es 2,7. Su hospital solo tiene el CCP de 3 factores (Profilnine, no CCP de "4 factores"). Usted administra 25 UI / kg. ¿Cuál es el próximo paso más apropiado en la administración?

A. Administrar vitamina K IM.

B. Verificar el INR después de 15 minutos, y si el INR es hasta >1,5, considere la posibilidad de considerar las siguientes 25 IU / kg.

C. Administrar PFC.

D. Administrar ácido tranéxamico.

E. Administrar plaquetas.

#34

Respuesta: B

Se ha demostrado que los concentrados de complejo de protrombrina (CCP) normaliza la INR generalmente en 15 minutos. Como tal, se puede usar una INR repetida, obtenida 15 minutos después de la finalización de la infusión inicial, para guiar la terapia adicional. Si el INR permanece >1,5 se puede indicar una dosis adicional de CCP. El CCP de 4 factores (Kcentra) está disponible en los EE. UU. y es preferible ya que el CCP de 3 factores carece del factor VII. Cuando se utiliza el CCP de 3 factores, se debe considerar la adición de PFC o rFVIIa, particularmente si la INR sigue siendo persistentemente elevado. La decisión de suplementar con rFVIIa versus PFC puede basarse en el estado del volumen del paciente, la respuesta al CCP inicial, el riesgo relativo de trombosis, etc. También se debe administrar vitamina K intravenosa (5-10 mg) a todos los pacientes tratados con warfarina con hemorragia potencialmente mortal. Debe diluirse y administrarse a una velocidad no superior a 1 mg / min debido a un pequeño riesgo de actividad hepática. La ruta IM no se recomienda debido al riesgo de formación de hematoma, ni se recomienda la ruta subcutánea debido a su falta de eficacia.

• LLSA 2016 - Frumkin K. Rapid reversal of warfarin-associated hemorrhage in the emergency department by prothrombin complex concentrates. Ann Emerg Med 2013; 62:616-26.

#35

Una mujer de 35 años que tiene 18 semanas de embarazo se queja de dolor, hinchazón en la pierna izquierda, dificultad para respirar y dolor abdominal bajo. Las declaraciones verdaderas con respecto a la trombosis venosa durante el embarazo incluyen ¿cuál de los siguientes?

A. El riesgo de tromboembolismo es mayor antes de las 38 semanas de gestación.

B. La mejor forma de diagnosticar la trombosis venosa profunda durante el embarazo es con un venograma de TC debido a la alta tasa de enfermedad iliofemoral.

C. El CTA-PE y la exploración de ventilación-perfusión exceden el umbral teratogénico para el feto.

D. CTA-PE expone a la madre a dosis mayores de radiación ionizante que una exploración V/Q.

E. El medicamento de primera línea para la anticoagulación en madres embarazadas incluye inhibidores directos de la trombina, como dabigatrán, e inhibidores del factor Xa, como el rivaroxabán.

#35

Respuesta: D

<u>CTA-PE expone tejido mamario de la madre a 20-100 veces más radiación que una exploración de ventilación-perfusión (V/Q). La radiación fetal estimada de una exploración CTPA o V/Q está muy por debajo del umbral de teratogénesis fetal.</u> En el embarazo, el riesgo de tromboembolismo es más alto en el período de posparto, con el 80% de los eventos que ocurren dentro de las primeras 2 semanas después del parto. Las TVP en mujeres embarazadas generalmente ocurren de manera proximal y en la pierna izquierda cuando se comparan con las de las personas no embarazadas y también se asocian con un mayor riesgo de complicaciones embólicas. <u>Un ultrasonido dúplex de compresión es la modalidad de diagnóstico preferida.</u> En el embarazo, el tratamiento preferido para el TEV son las heparinas de bajo peso molecular (HBPM), generalmente durante un mínimo de 3 meses. La warfarina está contraindicada en el embarazo, debido a sus efectos teratogénicos, pero se puede utilizar después del parto y es segura para la lactancia. Deben evitarse nuevos agentes anticoagulantes, como los inhibidores del factor Xa (rivaroxaban) o los inhibidores

directos de la trombina (dabigatrán), ya que pueden
atravesar la placenta y tener efectos adversos en el feto.

- Greer IA. Pregnancy complicated by venous thrombosis. N Engl
  J Med 2015; 373:540-547.

#36

Un hombre de 55 años cuyo problema principal es la hematuria indolora tiene una hemoglobina de 8 g / dL, sus laboratorios son notables por trombocitopenia con un recuento plaquetario de 44.000 / µL, un tiempo de protrombina prolongado (INR), un tiempo prolongado de tromboplastina parcial activada, un bajo nivel de fibrinógeno, un alto nivel de dímero D y un tiempo prolongado de hemorragia. ¿Estos laboratorios serían consistentes con cuál de las siguientes condiciones?

A. Deficiencia de vitamina K o uso de antagonistas de la vitamina K

B. Insuficiencia hepática en etapa terminal o coagulación intravascular diseminada

C. Uremia

D. Púrpura trombocitopénica trombótica

E. Hiperfibrinólisis

#36

Respuesta: B

Puede observarse un tiempo prolongado de hemorragia con aumento de PT (INR), PTT, un dímero D elevado, trombocitopenia y bajo nivel de fibrinógeno, tanto en DIC como en insuficiencia hepática en etapa terminal. En pacientes con enfermedad hepática terminal, estas anomalías se deben a una función de síntesis hepática reducida y a la incapacidad de metabolizar el activador del plasminógeno tisular; por lo tanto, los laboratorios pueden imitar a DIC. En pacientes con enfermedad hepática en etapa terminal, la vitamina K se puede usar para tratar el sangrado. <u>La causa más común de DIC es la sepsis, que conduce al consumo y, por lo tanto, a la disminución del suministro de proteínas y plaquetas de la coagulación. La mayoría de los casos se presentan con hemorragia, aunque en casos raros solo puede presentarse con eventos micro-trombóticos, como isquemia digital.</u> En el DIC fulminante, se pueden ver supuración y hemorragia de sitios de acceso vascular y heridas, y ocasionalmente conducen a una hemorragia profusa. Se observarán glóbulos rojos fragmentados en DIC, pero no en insuficiencia hepática. DIC se trata abordando la causa subyacente y los antifibrinolíticos están contraindicados.

En pacientes con deficiencia exclusiva de vitamina K, solo el PT (INR) debe prolongarse; todos los demás laboratorios deben ser normales. La púrpura trombocitopénica trombótica (TTP) no afecta los niveles de PT, PTT, fibrinógeno o dímero D.

- LLSA 2016 - Hunt BJ. Bleeding and coagulopathies in critical care. NEJM 2014; 370: 847-59.

37

Un paciente presenta edema unilateral de la pierna y se sospecha trombosis venosa profunda (TVP). ¿Las declaraciones VERDADERAS sobre TVP y / o PE incluyen cuál de las siguientes?

A. La hipertensión pulmonar después de la EP se produce en aproximadamente el 40% de los pacientes, ya sea que estén anticoagulados o no.

B. Si este paciente tiene una TVP asociada a malignidad, se debe prescribir HBPM, porque parece ser más eficaz que el antagonista de la vitamina K para prevenir recurrencias.

C. Para pacientes con insuficiencia renal con TVP o PE, rivaroxaban o LMWH son los tratamientos de elección.

D. Se debe considerar la trombolisis, porque la lisis de una TVP de las extremidades inferiores disminuye la tasa de EP.

E. Las reglas de predicción clínica Geneva, PESI, Aujseky y Murugappan han sido descartadas como útiles para predecir quién es un potencial candidato de PE ambulatorio.

#37

Respuesta: B

<u>En el tromboembolismo venoso asociado a la malignidad, la HBPM parece ser más efectiva que un antagonista de la vitamina K. Rivaroxaban y fondaparinux también pueden usarse para terapia ambulatoria.</u> Para los pacientes con insuficiencia renal, la heparina no fraccionada sigue siendo el fármaco de anticoagulación preferido, ya que el LMHW se excreta principalmente en la orina. El inhibidor directo del factor Xa rivaroxaban también debe evitarse en pacientes con insuficiencia renal. Aunque la trombólisis conduce a una permeabilidad más temprana de la vena ocluida, no se ha demostrado que disminuya las tasas de embolia pulmonar, recurrencia de TEV o mortalidad. Para la TVP, la trombólisis solo se recomienda en casos de gangrena venosa inminente con pérdida de extremidades amenazadas, y en pacientes con EP solo se recomienda en caso de inestabilidad hemodinámica. Las complicaciones a largo plazo de la TVP incluyen el síndrome posflebítico, que puede verse en hasta el 40% de los casos. Además, 1 a 4% de los pacientes con EP pueden desarrollar hipertensión pulmonar. Los pacientes que pueden ser candidatos ideales para el tratamiento

ambulatorio de la EP pueden identificarse mediante las reglas de predicción clínica Geneva, PESI, Aujesky y Murugappan, que identifican a los pacientes con <1% de mortalidad hospitalaria.

- LLSA 2017 - Wells P et al. Treatment of venous thromboembolism. JAMA 2014; 311:717-728.

#38

Con respecto a las trombosis venosas en el embarazo, ¿cuál de las siguientes afirmaciones es VERDADERA?

A. En comparación con la TVP en mujeres no embarazadas, la TVP en pacientes embarazadas se produce con mayor frecuencia en la región infrapoplítea.

B. En comparación con la TVP en mujeres no embarazadas, la TVP en mujeres embarazadas emboliza con menos frecuencia.

C. El tratamiento preferido para una TVP durante el embarazo es un inhibidor directo de la trombina (dabigatrán) o un inhibidor del factor Xa, como el rivaroxabán (debido a la disminución del riesgo de sangrado).

D. Los factores de riesgo reconocidos para la tromboembolia en el embarazo incluyen hiperemesis, un IMC alto y trombofilias.

E. La radiación materna al tejido mamario es de 20 a 100 veces más alta con la exploración V/Q en comparación con CTPA.

#38

Respuesta: D

El riesgo de TVP aumenta durante el embarazo y es aún mayor en el puerperio (las 6 semanas posteriores al parto). Otros factores que aumentan más el riesgo durante el embarazo incluyen hiperémesis (debido a la deshidratación e inmovilidad), alto IMC y trombofilias. Un parto por cesárea aumenta el riesgo posparto. En comparación con las personas no embarazadas, la TVP en mujeres embarazadas ocurren con mayor frecuencia en la pierna izquierda y es más probable que sean proximales que en sus contrapartes no embarazadas. Además, la TVP en el embarazo se asocia con un mayor riesgo de complicaciones embólicas y síndrome postrombótico.

Se prefieren las heparinas de bajo peso molecular sobre la heparina no fraccionada debido a un mejor perfil de seguridad. Los anticoagulantes de cumarina están contraindicados durante el embarazo y solo se pueden usar después del parto. Los inhibidores del factor Xa y los inhibidores directos de la trombina deben evitarse durante el embarazo, ya que pueden atravesar la placenta. La ultrasonografía es la modalidad de diagnóstico de elección en casos de sospecha de TVP. Deben evitarse las mediciones del dímero D porque los niveles pueden ser elevados en los embarazos sin complicaciones y tienden a aumentarse con el avance de la gestación y complicaciones como la preeclampsia. Cuando se sospecha una PE, se puede utilizar una exploración CTPA o V/Q. <u>Aunque el CTPA expone el tejido mamario maternal a mucha más radiación que una exploración V/Q, la exposición estimada a la radiación fetal por CTPA (0,1 mGy) es similar a la exposición a radiación fetal estimada de la exploración V/Q.</u> La porción de ventilación de la exploración V/Q a menudo no necesita realizarse en mujeres jóvenes con pulmones normales y radiografía de tórax.

- LLSA 2018 - Greer IA. Pregnancy complicated by venous thrombosis. NEJM 2015; 373:540-547

Un hombre de 85 años que está tomando dabigatrán por fibrilación auricular crónica tropezó con un escalón y se golpeó su región frontotemporal izquierda. Él tiene un GCS de 14 en el campo y vomitó en el camino. ¿Las declaraciones VERDADERAS sobre idarucizumab o Praxbind incluyen cuál de las siguientes?

A. Es un anticuerpo monoclonal contra la trombina.

B. Han habido múltiples ensayos controlados aleatorios doble ciegos que demuestran la eficacia y seguridad del idarucizumab.

C. Para determinar la eficacia de la reversión de idarucizumab en el laboratorio, se puede utilizar el INR.

D. El estudio RE-VERSE AD tuvo un grupo de control que tenía tasas de mortalidad y morbilidad similares a las que recibieron idarucizumab.

E. En el estudio RE-VERSE AD, de aquellos que recibieron idaruziumab para la indicación clínica de hemorragia potencialmente mortal, la mediana del tiempo hasta el cese de la hemorragia fue 2,5 horas.

#39

Respuesta: E

<u>Idarucizumab es un fragmento de anticuerpo monoclonal,
desarrollado para revertir el efecto anticoagulante del
dabigatrán.</u> El estudio RE-VERSE AD describió dos grupos
de adultos que estaban recibiendo dabigatrán: el grupo A
tenía hemorragia incontrolable o mortal, y el grupo B incluía
pacientes que estaban a punto de someterse a cirugía dentro
de las 8 horas (que no podía retrasarse). <u>No hubo grupo de
control.</u> Todos los pacientes del estudio recibieron 5 g de
idarucizumab IV y el criterio de valoración primario de
eficacia fue la inversión porcentual máxima en función del
tiempo de trombina o el tiempo de coagulación. En el grupo
A, el tiempo medio hasta el cese de la hemorragia fue de 2,5
horas. A los 90 días, ocurrieron eventos trombóticos en
aproximadamente el 7% de los pacientes y la tasa de
mortalidad fue del 18,8%.

- Pollack CV et al. Idarucizumab for dabigatran reversal - full
  cohort analysis. NEJM 2017; 377:431-41

#40

Una mujer de 25 años presenta dolor abdominal intenso y afirma que tiene porfiria aguda intermitente. Las declaraciones VERDADERAS sobre esta enfermedad incluyen ¿cuál de los siguientes?

A. Si una muestra de orina recién vaciada no está descolorida (morada), entonces no tiene porfiria intermitente aguda.

B. La mayoría de los pacientes con porfiria intermitente aguda se presente en la infancia.

C. La tríada de convulsiones, dolor abdominal e hiponatremia en una mujer joven son altamente sugestivos de porfiria intermitente aguda.

D. Los pacientes con porfiria intermitente aguda a menudo tienen lesiones ampollosas crónicas en la piel.

E. Evitar la luz solar es el principal tratamiento para la porfiria intermitente aguda.

#40

Respuesta: C

La presentación típica para un paciente con un ataque de porfiria intermitente aguda es una mujer <u>previamente sana con varios días de fatiga, empeoramiento progresivo del dolor abdominal con náuseas y vómitos, y signos neurológicos sutiles como dificultad para concentrarse o alteración del estado mental</u>. Los signos vitales pueden ser notables para la taquicardia y la hipertensión. El examen abdominal es típicamente benigno. Los laboratorios pueden mostrar una transaminasa y una hiponatremia menores, y las imágenes por lo general no son reveladoras, aparte de la demostración de un íleo. Las convulsiones pueden ocurrir en aproximadamente el 20% de los ataques agudos. <u>La tríada de dolor abdominal, convulsiones e hiponatremia en una mujer joven en edad reproductiva es altamente sugestiva de porfiria aguda intermitente</u>. El color de la orina recién evacuada en la porfiria intermitente aguda no suele tener importancia porque los precursores de hemo para este tipo son incoloros; sin embargo, cuando se expone a la luz a temperatura ambiente, lentamente se oscurecerá.

Un ataque puede desencadenarse por muchos factores, incluidos ciertos medicamentos, como los anticonceptivos orales y la deprivación calórica (por enfermedad, ayuno, cirugía bariátrica, etc.). Los niveles elevados de porfobilinógeno en orina o plasma confirman el diagnóstico. El hemo intravenoso es el único tratamiento específico para los ataques agudos. Debe proporcionarse atención de apoyo con líquidos por vía intravenosa y glucosa, antiepilépticos y analgésicos.

Aunque relacionados, la porfiria cutánea tarda (PCT) y la protoporfiria son procesos separados de la porfiria aguda. PCT se presenta en la edad madura y da como resultado fotosensibilidad de la piel, lo que provoca la friabilidad de la piel y lesiones ampollosas, más comúnmente en el dorso de las manos. La protoporfiria se presenta en la primera infancia y, de manera similar, causa disestesia y prurito de la piel expuesta al sol.

• Bissell DM et al. Porphyria. NEJM 2017; 377:862-872.

Enfermedades Infecciosas

#41

Un hombre de 30 años sin un historial médico importante es traído por la familia por 2 días de tos, fiebre, falta de aliento, mialgias y malestar general al departamento de emergencias. Regresó de China hace 3 semanas, pero ha estado bien hasta hace 2 días. Su temperatura es 38.4 C, PA es 145/85 mmHg, FR es 30 respiraciones por minuto, y la frecuencia cardíaca es 130 latidos por minuto y la saturación de oxígeno es 91%. Los crepitantes y los sonidos disminuidos de la respiración se escuchan en ambos campos pulmonares. Hay una erupción cutánea pustulosa eritematosa en la cara dorsal de la pierna derecha y el brazo izquierdo. Él está orientado, pero lento a responder. No hay murmullos. Su prueba de VIH es negativa. La prueba WBC es 4000 / μL (ALC es de 1500 / μL), el suero de sodio es 130 mEq / L, y el BUN es 25 mg / dL. La radiografía de tórax muestra infiltrados cavitarios y derrames, y se lo coloca inmediatamente en aislamiento. ¿Cuál de las siguientes NO es una característica clínica que sugiera una neumonía SARM adquirida en la comunidad?

A. Influenza concurrente

B. Pústulas de la piel

C. Infiltrado cavitario o necrosis

D.   Su viaje reciente a Asia

E.   Paciente joven y previamente sano

#41

Respuesta: D

Las características clínicas que sugieren neumonía <u>SARM adquirida en la comunidad (SARM-AC) incluyen un infiltrado o necrosis cavitaria, hemoptisis macroscópica (no solo con sangre), neutropenia, gripe concurrente, pústulas de la piel, un paciente joven previamente sano y neumonía grave durante los meses estivales</u>. Aunque el SARM suele aislarse en pacientes con factores de riesgo para la neumonía asociada al cuidado de la salud (NACS), existe una prevalencia cada vez mayor de SARM-AC que causa neumonía adquirida en la comunidad en pacientes sin factores de riesgo previos para patógenos resistentes a múltiples fármacos. Sus características de presentación características se deben a la producción de exotoxinas, por lo que se recomienda el uso de antibióticos que supriman la producción de exotoxinas como linezolíd y clindamicina (agregado a la vancomicina) y se asocien con una mortalidad reducida.

- LLSA 2016 - Wunderink RG, Waterer GW. Community-acquired pneumonia. N Engl J Med 2014; 370: 543-551.

#42

Un varón de 19 años acaba de regresar de una universidad en Nueva Inglaterra y se queja de un sarpullido debajo de la axila, además de un dolor de cabeza generalizado, fatiga y artralgias durante los últimos 2 días. En el examen, el paciente no presenta aspecto tóxico, sin fiebre, y la erupción es una mácula oval de aproximadamente 7 a 8 cm con eritema central aumentado. ¿Cuál de las siguientes afirmaciones es FALSA con respecto a la enfermedad de Lyme?

A. Las lesiones de EM a menudo no tienen un paso central.

B. La prueba de anticuerpos serológicos no debe realizarse en este paciente y otros que tienen eritema migratorio, debido a la escasa sensibilidad de la prueba para la detección de la enfermedad temprana

C. El tratamiento con doxiciclina, amoxicilina y cefuroxima es altamente eficaz para la enfermedad temprana.

D. Existe evidencia de que aquellos con síntomas persistentes, como artralgias y mialgias, tienen una infección crónica y se beneficiarán del tratamiento prolongado con antibióticos.

E.   Una sola dosis de doxiciclina a 200 mg reduce el riesgo de enfermedad de Lyme por garrapatas de Ixodes scapularis; sin embargo, no está indicado de forma rutinaria, dado el bajo riesgo de transmisión de una picadura de garrapata incluso en áreas donde la enfermedad es endémica

#42

Respuesta: D

No hay evidencia de que los pacientes tratados por enfermedad de Lyme que tienen síntomas persistentes e inespecíficos (p. ej. artralgia y fatiga) tengan una infección persistente. <u>Los riesgos de un tratamiento prolongado con agentes antimicrobianos exceden cualquier beneficio potencial</u>. Las lesiones de eritema migratorio que se encuentran en la enfermedad de Lyme a menudo no tienen un aclaramiento central; la mayoría son eritematosos de forma uniforme o tienen un eritema central aumentado. <u>Debido a la escasa sensibilidad en la detección de infecciones tempranas, las pruebas de anticuerpos no se indican de forma rutinaria en pacientes con eritema migratorio</u>. Los tratamientos para la enfermedad de Lyme incluyen doxiciclina, amoxicilina o cefuroxima. Una sola dosis de 200 mg de doxiciclina reduce el riesgo de enfermedad de Lyme en personas mordidas por garrapatas de Ixodes scapularis; sin embargo, no está indicado de forma rutinaria ya que el riesgo de transmisión es bajo incluso en áreas endémicas.

- Shapiro ED. Clinical practice. Lyme disease. N Engl J Med May 2014;370(18):1724-31.

#43

Las declaraciones verdaderas sobre la prevención de infecciones en el departamento de emergencias incluyen todo lo siguiente, EXCEPTO:

A. La higiene de las manos es la estrategia individual más importante para frenar la transmisión de microorganismos infecciosos entre pacientes, profesionales de la salud y el entorno de la salud.

B. Si el diagnóstico diferencial para un paciente que usted está viendo incluye varicela diseminada y sarampión, la máscara adecuada para usar es una máscara quirúrgica para las precauciones de gotitas.

C. Las estrategias exitosas para prevenir las infecciones de la línea central en la UCI giran en torno a paquetes integrales que incorporan educación, higiene de manos, uso de barrera estéril máxima, antisepsia de la piel con clorhexidina-alcohol y evitación de la vena femoral.

D. Las indicaciones inapropiadas para el uso del catéter en pacientes ancianos en el DE incluyen inserción para: recolección de muestras de orina, demencia, incontinencia, solicitud del paciente, inmovilidad y la necesidad de monitorizar el resultado fuera de la UCI.

E. Con las prácticas de desinfección apropiadas que utilizan toallitas antimicrobianas, la contaminación de las sondas ecográficas con SARM sigue siendo poco común.

43

Respuesta: B

La protección contra el sarampión, el SARS, la tuberculosis o el zoster diseminado requiere precauciones en el aire, para las cuales es necesaria una máscara N95 o un respirador purificador de aire motorizado. Los núcleos de gotitas suspendidas en el aire que miden ≤ 5 µm pueden permanecer infectivos y suspendidos en el aire por horas a la vez. Al contrario, las gotas de partículas grandes que miden >5 µm no viajan ni permanecen suspendidas en el aire por largos períodos. La transmisión de gotitas ocurre con la influenza estacional y la enfermedad meningocócica. Los patógenos que incluyen Haemophilus influenzae, Streptococcus del grupo A, Bordetella pertussis y un anfitrión de otros virus respiratorios también se transmiten por gotitas. Los productos de espuma y gel a base de alcohol son superiores al jabón regular y antimicrobiano en la reducción del recuento de bacterias y, por lo tanto, se recomiendan para la higiene de manos más rutinaria.

- LLSA 2017 - Liang SY, Theodoro DL, Schuur JD, Marschall J. Infection prevention in the emergency department. Ann Emerg Med Sep 2014;64(3):299-313.

#44

Una mujer embarazada de 32 años se presenta en el DE con quejas de una erupción. Ella está visitando Los Ángeles desde el sureste de Connecticut a las 26 semanas de gestación. Ella informa que ha tenido fatiga, artralgias y dolor de cabeza durante 2 días, así como una erupción cutánea en la axila izquierda durante un día. En Connecticut, vive en una zona boscosa y trabaja en su jardín con frecuencia. Seis semanas antes, ella había removido una pequeña garrapata que estaba unida detrás de su rodilla derecha. En el examen físico, es afebril y tiene una lesión macular eritematosa y ovalada de 7 a 8 cm de diámetro en la axila izquierda, con eritema central aumentado, y no se observan otras anomalías. La gestión más adecuada sería:

A. Enviar serologías para B. burgdorferi para confirmar que el paciente tiene Lyme.

B. Tratar al paciente con eritromicina.

C. Tratar al paciente con doxiciclina.

D. Tratar al paciente con la vacuna de Lyme.

E. Tratar al paciente con amoxicilina.

#44

Respuesta: E

El paciente tiene una lesión en la piel que es consecuente con eritema migratorio (EM) 6 semanas después de haber removido una garrapata de otra ubicación en su cuerpo. Debido a que la doxiciclina está contraindicada en las mujeres embarazadas, este paciente debe tomar <u>500 mg de amoxicilina 3 veces al día durante 14 días</u>. Los estudios no han mostrado evidencia de enfermedad de Lyme congénita. El diagnóstico de eritema migratorio es clínico y las pruebas serológicas para la infección por B. burgdorferi son de poca utilidad en pacientes con eritema migratorio (enfermedad de Lyme temprana). Los regímenes de tratamiento actualmente recomendados (<u>p. ej. doxiciclina, amoxicilina o cefuroxima) tienen tasas de curación del 90%</u>. Los macrólidos también son una opción, pero sus tasas de curación son alrededor del 80%. Solo la doxiciclina ha demostrado ser efectiva como quimioprofilaxis, y si se administra dentro de las 72 horas posteriores a la eliminación, la efectividad de la garrapata es cercana al 90%, pero NNT = 50. Además, la garrapata ninfal generalmente debe colocarse durante 36 a 48 horas antes de la transmisión. Se producirá una reacción de Jarisch-

Herxheimer en el 15% de los casos con tratamiento. Una vacuna para prevenir la enfermedad de Lyme fue retirada del mercado debido a las malas ventas; sin embargo, se están desarrollando nuevas vacunas.

- LLSA 2017 - Shapiro ED. Lyme Disease. NEJM 2014; 371: 684.

Un paciente de 75 años responde: "Doctor, me dijeron que me debería vacunar contra la gripe, pero quería que me dieran la intranasal para que no me dieran la inyección. ¿Está bien? "¿Las declaraciones VERDADERAS sobre la influenza y la vacunación contra la influenza incluyen cuál de las siguientes?

A. Las pandemias de influenza están asociadas con la aparición de nuevos virus de influenza B.

B. Las complicaciones de la influenza comúnmente incluyen problemas dermatológicos.

C. La obesidad y el embarazo pueden ser protectores contra enfermedades graves en el embarazo.

D. La vacunación contra la influenza en los Estados Unidos se recomienda solo para los <5 años, >65 años y los inmunocomprometidos.

E. La vacuna intranasal contiene un virus intranasal atenuado vivo.

#45

Respuesta: E

La vacuna viva atenuada contra la influenza se administra por vía intranasal. <u>Desde 1977, las vacunas inactivadas contienen tres componentes: un virus H1N1 reciente, un virus H3N2 y un virus de la influenza B en una formulación trivalente.</u> Las estimaciones generales de eficacia oscilan entre el 10% y el 60%, con estimaciones más bajas en adultos mayores y en años en los que existe una coincidencia antigénica deficiente. En la mayoría de las personas, los síntomas de la influenza generalmente se resuelven después de 7 días; sin embargo, la influenza puede causar síntomas pulmonares más severos por invasión directa del virus o por sobreinfección bacteriana. Otras posibles complicaciones de la influenza incluyen la miositis, la miocarditis y el síndrome de shock tóxico por superinfección por Staphylococcus aureus. Los pacientes en los extremos de edad (<5 años o >65 años), con condiciones médicas crónicas, que están inmunocomprometidos, con obesidad o que están embarazadas tienen un mayor riesgo de sufrir complicaciones graves de la influenza. En los Estados

Unidos, todos los pacientes son recomendados para recibir inmunización.

• Solomon CG. Influenza vaccination. N Engl J Med 2016; 375: 1261-1268.

#46

Un paciente declara que compartió agujas con otra persona para inyectarse heroína, y luego descubrió que la persona era VIH positiva. Usted considera la profilaxis post-exposición no ocupacional (nPEP). ¿Las declaraciones VERDADERAS sobre nPEP incluyen cuál de los siguientes?

A. El período de tiempo para la institución de nPEP expira después de 24 horas.

B. El coito anal receptivo conlleva un mayor riesgo de probabilidad estimada por acto de adquirir el VIH de una fuente infectada que el intercambio de agujas durante el uso de drogas inyectables.

C. El curso nPEP implica una medicación antirretroviral.

D. La prescripción nPEP debe escribirse para un curso de 10 días.

E. No hay regímenes de nPEP disponibles y seguros durante el embarazo.

#46

Respuesta: B

El coito anal receptivo se asocia con un riesgo de probabilidad (1,4%) de transmisión del VIH por acto que es aproximadamente el doble que el intercambio de agujas durante el uso de drogas inyectables. Las transfusiones de sangre confieren el mayor riesgo. Morder, escupir y arrojar fluidos corporales (incluyendo saliva o semen) se consideran exposiciones insignificantes. Las pautas de los CDC establecen que la profilaxis post-exposición no ocupacional (nPEP) para VIH está indicada si el paciente fuente tiene un alto riesgo de infección por VIH o se sabe que es VIH positivo, se sabe que el fluido corporal transmite el VIH y la exposición ocurrió menos que 72 horas antes de la presentación. Si está disponible, todas las personas consideradas para nPEP deben realizarse una prueba rápida de VIH. El curso nPEP consiste en un curso de 28 días de un régimen antirretroviral de 3 medicamentos. Se encuentran disponibles regímenes separados para pacientes con enfermedad renal crónica (ERC), mujeres embarazadas y niños.

- Liang SY et al. Update on emerging infections: news from the CDC and prevention. Ann Emerg Med 2016; 68:315-323.

#47

Una mujer de 25 años tiene dolor vaginal. En el examen, usted encuentra lesiones vesiculares en el periné y sospecha herpes genital. ¿Cuál de las siguientes afirmaciones es cierta con respecto al herpes genital?

A. HSV-1 solo causa lesiones orales y no causa herpes genital.

B. La mayoría de los pacientes con herpes genital tienen lesiones visibles y quejas sistémicas como fiebre, dolor de cabeza, malestar general y disuria.

C. El diagnóstico de herpes genital se logra mejor como un diagnóstico clínico con la visualización de las lesiones.

D. El desprendimiento asintomático de HSV del tracto genital es la fuente más común de transmisión de la infección.

E. El uso de preservativos previene toda transmisión de HSV, y por lo tanto, no hay utilidad para la terapia represiva diaria.

#47

Respuesta: D

En los individuos infectados, el desprendimiento asintomático de HSV del tracto genital es la fuente más común de transmisión de la infección. HSV-1 y HSV-2 no difieren en su presentación clínica inicial, y en algunas poblaciones, HSV-1 es una causa más común de herpes genital que HSV-2. Los síntomas sistémicos solo están presentes en aproximadamente la mitad de los pacientes con su brote de herpes inicial, y solo una minoría de los pacientes con infección por HSV-2 confirmada serológicamente saben que tienen herpes genital. El diagnóstico debe hacerse con pruebas serológicas, incluido el ensayo de PCR o el cultivo viral. Los episodios iniciales y recurrentes se pueden tratar con medicamentos antivirales. La terapia represiva diaria puede reducir el riesgo de transmisión en un 50% al disminuir la frecuencia de recurrencias y el desprendimiento asintomático. A todos los pacientes diagnosticados con herpes genital se les debe ofrecer exámenes de detección de ETS, incluido el VIH, ya que el herpes genital es un factor de riesgo para la transmisión del VIH.

- Gnann JW, et al. Genital Herpes. Clinical Practice. NEJM 2016; 375:666-674.

#48

Un hombre de 25 años se queja de dolor severo, enrojecimiento y equimosis después de que sufrió un hematoma en su tibia anterior izquierda esta mañana. Es febril, taquicárdico a 120 latidos por minuto y parece tener un dolor que no guarda proporción con lo que se esperaría de la equimosis en la pierna de 5 cm x 4 cm. Los rayos X demuestran gas subcutáneo y sospecha fascitis necrosante tipo II. Las declaraciones VERDADERAS sobre las infecciones necrotizantes de la piel y los tejidos blandos ¿cuál de las siguientes?

A. Las infecciones de tejidos blandos necrosantes se clasifican en 5 subtipos.

B. LRINEC demuestra 100% de sensibilidad y 100% de especificidad.

C. La TC ha reemplazado la inspección quirúrgica como el criterio estándar para el diagnóstico.

D. Los pacientes deben ser transferidos a un centro hiperbárico.

E. El desbridamiento quirúrgico previo (dentro de las 24 horas) se asocia con una mejor supervivencia.

Respuesta: E

Hay dos tipos de fascitis necrosante. El tipo I es polimicrobiano y a menudo se asocia con gas en el tejido, mientras que el tipo II es monomicrobiano y más comúnmente debido al estreptococo del grupo A, seguido de SARM. Las infecciones de tipo II pueden ocurrir en cualquier grupo de edad e incluso en pacientes sin factores predisponentes típicos, como diabetes, enfermedad anorrectal o procedimientos colorrectales o genitourinarios recientes. En aproximadamente la mitad de los casos, no hay un portal de entrada identificable; estos a menudo ocurren en sitios de trauma no penetrante (p. ej. tensión muscular, moretón).

La mortalidad es alta ya que el diagnóstico a menudo se retrasa debido a la falta de manifestaciones cutáneas iniciales. Las manifestaciones más comunes son edema / eritema de tejidos blandos, dolor intenso y sensibilidad. <u>Aunque ningún grupo de laboratorio o pruebas radiológicas reemplazan la inspección quirúrgica para hacer el diagnóstico, una leucocitosis >15,000 / µL, hiponatremia <135 mEq / dL y LRINEC >6</u> se asocian con infecciones necrosantes. El desbridamiento quirúrgico temprano mejora la supervivencia. La IDSA recomienda administrar antibióticos de amplio espectro y agregar clindamicina para la cobertura de estreptococos del grupo A. El tratamiento con oxígeno hiperbárico es controvertido y no se recomienda IgIV.

- Stevens DL, Bryant AE. Necrotizing soft-tissue infections. NEJM 2017; 377:2253-65.

Misceláneo

#49

Un hombre de 20 años con antecedentes de alergia al cacahuate afirma que tuvo un ataque de vómitos poco después de comer una galleta de azúcar, sintió falta de aliento y estaba resollando, y luego tuvo un síncope cercano. Las declaraciones VERDADERAS sobre la anafilaxis asociada a la alergia alimentaria incluyen ¿cuál de las siguientes?

A. Si el paciente no tiene una erupción o prurito, entonces la reacción no puede ser una reacción anafiláctica.

B. La gran mayoría de los niños que tienen alergia al cacahuate lo superarán en la adolescencia.

C. Un factor de riesgo de anafilaxia fatal o anafilaxia casi fatal incluye la edad >65 años.

D. En los bebés con eccema leve a moderado, que también tienen un mayor riesgo de alergia al cacahuate, los cacahuates deben introducirse aproximadamente a los 6 meses de edad

E. Actualmente existen estándares de tratamiento de inmunoterapia establecidos y basados en la evidencia para la alergia al cacahuate.

#49

Respuesta: D

La edad adolescente, el uso retardado de un autoinyector de epinefrina y el tipo de alérgeno (p. ej. el cacahuate) son algunos de los factores de riesgo más estrechamente relacionados con la anafilaxia mortal o casi mortal. Muchos otros factores, como el ejercicio, las infecciones virales y el estrés emocional, pueden disminuir el umbral para tener una reacción anafiláctica. Aunque la anafilaxia es una reacción mediada por el IgE de múltiples órganos, las manifestaciones cutáneas (p. ej. ronchas, prurito) pueden no estar siempre presentes.

Los alérgenos alimentarios más comunes en los EE. UU. incluyen cacahuate, nueces, huevo, soja, pescado y mariscos. Las alergias a los cacahuates suelen durar toda la vida; Sin embargo, la introducción de cacahuate en el primer año de vida puede reducir el riesgo de alergia al cacahuate. Esto es especialmente importante en los bebés con eccema, que tienen un mayor riesgo de alergia al cacahuate. La mayoría de las personas superan las alergias a la leche y al huevo antes de la edad escolar. Recientemente se han desarrollado

muchas nuevas inmunoterapias para las alergias
alimentarias, pero todavía son experimentales.

- Jones SM, Burks AW. Food Allergy. NEJM 2017; 377:1168-76.

#50

Una mujer de 85 años con antecedentes de demencia es traída por paramédicos de un hogar de ancianos cercano. Observa úlceras por decúbito múltiples, membranas mucosas extremadamente secas, contracturas y parece desaliñada y sucia. Le preocupa el abuso de ancianos. Las declaraciones VERDADERAS sobre el maltrato a personas mayores incluyen ¿cuál de las siguientes?

A. Un factor de riesgo para el abuso es el género masculino.

B. Los ancianos "más viejos" son más propensos a ser abusados que los "mayores jóvenes".

C. Debido a la gran carga de enfermedades crónicas que crean resultados tanto falsos negativos como falsos positivos, el USPSTF NO ha recomendado la detección de abuso y abandono de ancianos.

D. Es más probable que los perpetradores sean hermanos del paciente.

E.   En California, los médicos no son reporteros designados.

#50

Respuesta: C

Al contrasto del abuso infantil, no existe un conjunto de
lesiones físicas que sean claramente diagnósticos de abuso
de ancianos debido a la gran carga de enfermedades
crónicas, y el USPSTF no recomienda la detección de abuso y
abandono de ancianos.

Aproximadamente el 10% de las personas de la tercera edad
(aunque esta cifra probablemente sea una subestimación)
informa sobre el maltrato a personas mayores. <u>El abuso de
ancianos puede clasificarse en cinco dominios: abuso
psicológico, abuso sexual, abuso físico, negligencia y
explotación financiera.</u> Los factores de riesgo de abuso de
ancianos incluyen un nivel socioeconómico más bajo (ESE),
un entorno de vida compartido, el género femenino, la falta
de apoyo social, la salud física deficiente y las deficiencias
funcionales. Además, una edad más temprana es un factor
de riesgo, ya que estas personas tienen más probabilidades
de vivir con su cónyuge o hijos adultos, que son los
perpetradores más comunes de abuso. Los perpetradores
también son más propensos a tener un historial de abuso de
sustancias, ser hombres, tener problemas de salud mental o

física, estar desempleados y tener problemas con la ley. Los médicos tienen el mandato de informar incluso las sospechas de abuso a los Servicios de Protección para Adultos en todos los estados menos Nueva York.

- LLSA 2018 - Lachs MS, Pillemer KA. Elder abuse. NEJM 2015;373:1947-56.

#51

Una mujer de 14 años se encuentra en el departamento de emergencias pediátricas por quinta vez en cuatro meses por reiteradas erupciones de asma, caries dentales, una laceración sostenida en el brazo por un mecanismo poco claro, una quemadura en la pierna por otro mecanismo poco claro y ahora una ETS. Ella es callada y habla muy poco inglés, ya que recientemente se mudó de Camboya. El cuidador en la habitación responde todas las preguntas para el paciente y se niega a abandonar la habitación. Comienzas a sospechar que ella es una víctima del tráfico humano ¿Cuál de las siguientes afirmaciones es cierta con respecto al tráfico humano?

A. El tráfico humano solo ocurre en estados a lo largo de la frontera de los Estados Unidos y México.

B. Alrededor del 30% de las víctimas de la trata de personas serán atendidas por un proveedor de atención médica durante su cautiverio.

C. Como el paciente no habla inglés, está bien que todas las preguntas que le haga se hagan a través del cuidador.

D. Como ella es una niña / adolescente, es poco probable que ella sea una víctima dl tráfico humano.

E.   Dado que la paciente no habla inglés, está bien que no la separe de su cuidador durante la historia y el examen.

#51

Respuesta: B

El tráfico humano afecta a millones de niños y adolescentes y es una industria multimillonaria. Es frecuente en todos los estados de EE. UU. y alrededor del 30% de las víctimas tienen contacto con el personal sanitario durante su cautiverio. Las banderas rojas que ayudan a identificar víctimas potenciales incluyen la presencia de un "amigo" o "miembro de la familia" autoritario que responde todas las preguntas para la víctima, incapacidad del paciente para proporcionar información personal básica como identificación o dirección, lesiones vagas o respuestas que no tienen sentido, un paciente severamente ansioso, un alto número de embarazos no deseados, el descuido de las condiciones médicas y el rechazo de la ayuda de la aplicación de la ley o del trabajo social. Todas las posibles víctimas deben ser interrogadas y examinadas solas, con el uso de intérpretes, y una vez separadas de todas las personas acompañantes. Trabajadores sociales y la aplicación de la ley deben ser contactados si se identifican signos de abuso.

El Centro Nacional de Recursos para el Tráfico Humano
http://www.traffickingresourcecenter.org/ [1-888-373-7888]
está disponible las 24 horas del día y en 180 idiomas.

- LLSA 2017 - Becker HJ, Bechtel K. Recognizing victims of human trafficking in the pediatric emergency department. Pediatric Emerg Care 2015; 31:144-147.

#52

Con respecto a la integración de cuidados paliativos a medicina de emergencia, ¿cuál de los siguientes es VERDADERO?

A. La consulta de cuidados paliativos solo debe ser entretenida cuando se cree que un paciente tiene 6 meses o menos de vidae.

B. Los cuidados paliativos y los servicios de hospicio son uno y el mismo.

C. Los servicios de hospicio se basan en el pronóstico.

D. La consulta de cuidados paliativos es mejor obtenida como último recurso cuando "ya no se puede hacer más".

E. Los miembros campeones potenciales de un grupo de trabajo de cuidados paliativos del DE solo deben incluir personal no clínico, como capellanes y trabajadores sociales.

#52

Respuesta: C

Los servicios de hospicio se basan en el pronóstico y se limitan a los pacientes con una supervivencia esperada de 6 meses o menos. Esto contrasta con los cuidados paliativos, que son apropiados para cualquier paciente con una afección limitante de la vida, y se centra en los objetivos determinados por el paciente y en el alivio del sufrimiento (físico, espiritual y psicológico). Un grupo de trabajo paliativo del DE debe estar formado por clínicos y no clínicos por igual: médicos, administradores de casos, enfermeras, capellanes, líderes de hospitales, etc.

Se puede considerar una consulta de cuidados paliativos cuando hay una condición amenazante o que limite la vida Y (1) el paciente puede morirse dentro del próximo año, (2) el paciente tiene ingresos frecuentes, (3) el paciente requiere atención compleja, como un ventilador o un tubo de alimentación, (4) hay síntomas psicológicos o físicos difíciles de controlar, o (5) ha habido un declive en la función.

• Lamba S et al. Integration of palliative care into emergency medicine: the improving palliative care in emergency medicine

(IPAL-EM) collaboration. Journal of Emergency Med 2014;
46:264-270.

#53

Las declaraciones VERDADERAS sobre el cambio de tareas y la multitarea en medicina de emergencia incluyen ¿cuál de las siguientes?

A. La multitarea, la ejecución simultánea de dos tareas discretas, se puede realizar en tareas que no son automáticas.

B. Los proveedores de emergencia son interrumpidos a una tasa casi tres veces mayor a la de los proveedores en un consultorio para pacientes ambulatorios.

C. El aumento de las interrupciones puede reducir el riesgo de error médico al cambiar de tarea.

D. La reducción de recordatorios para regresar a tareas incompletas puede mejorar la tasa de finalización de tareas.

E. El flujo de trabajo estándar del departamento no se puede modificar para disminuir las interrupciones.

＃53

Respuesta: B

Los proveedores del DE se interrumpen casi tres veces más frecuentemente que los proveedores de servicios ambulatorios. Estas interrupciones aumentan el riesgo de la tarea incompleta. Los entornos en el DE se pueden modificar para aumentar los recordatorios y completar las tareas incompletas y disminuir las interrupciones educando al personal sobre peligros de interrupciones, uso de tecnología apropiada, diseño de flujos de trabajo estandarizados y creación de espacios silenciosos para completar tareas con alto riesgo de error. Aunque los proveedores a menudo perciben que realizan múltiples tareas, a menudo cambian de tarea. La multitarea es la ejecución simultánea de dos tareas diferentes y solo puede ocurrir cuando ambas tareas son automáticas (es decir, solidificadas en la memoria a largo plazo mediante la repetición y la práctica), como caminar y hablar.

- LLSA 2018 - Skaugset LM et al. Can you multitask? Evidence and limitations of task switching and multitasking in emergency medicine. Ann Emerg Med 2016; 68:189-195

#54

Una niña de 15 años es traída por un hombre que dice ser su padre adoptivo para una evaluación de un brazo quebrado. Ella había estado en este departamento de emergencia el año pasado porque la policía la trajo cuando intentó huir de su hogar. El hombre se niega a abandonar la habitación cuando le pide hablar con ella en privado. La paciente parece tener miedo y le duele el antebrazo izquierdo. Los rayos X muestran una fractura en el radio distal y su prueba de embarazo es positiva. ¿Cuál de las siguientes afirmaciones sobre el tráfico humano es VERDADERA?

A. Si se descubriera que esta joven de 15 años estaba embarazada debido a la prostitución, no se consideraría tráfico humano porque el paciente no está siendo transportado a través de fronteras nacionales o internacionales.

B. Si la niña de 15 años hubiera recibido el pago por su prostitución, ya no se considera tráfico humano porque técnicamente había dado su consentimiento para la actividad sexual.

C. Si sospecha que hay tráfico humano por parte del hombre que la acompaña, debe separarlos lo más pronto posible.

D.   No necesita llamar a servicios de protección infantil en este caso porque este es un caso de tráfico humano además del maltrato infantil, y la policía ya estará involucrada.

E.   Solo los menores que se encuentran involucrados en la prostitución mediante el uso de la fuerza, fraude o coerción por parte de otro son considerados víctimas del tráfico sexual por la ley federal.

#54

Respuesta: C

Aunque puede ser difícil identificar a una víctima del tráfico en el DE, las señales de alerta que aumentan la sospecha incluyen la presencia de un "amigo" o "miembro de la familia" autoritario, un paciente ansioso o deprimido, o un paciente que no puede proporcionar información personal. La víctima siempre debe estar separada de la persona acompañante por el médico. Los jóvenes fugitivos y sin hogar corren un riesgo muy alto de explotación sexual. <u>Los traficantes a menudo amenazan con causar daño a sus víctimas y a las familias de las víctimas si intentan escapar o divulgar su situación a otros.</u>

Se debe contactar a los servicios de protección infantil para cualquier paciente menor de 18 años de quien se sospeche que es víctima de maltrato. Además, cualquier persona menor de 18 años que esté involucrada en la prostitución es considerada víctima de tráfico sexual por la ley federal, independientemente del transporte a través de las fronteras nacionales, su consentimiento o uso de la fuerza o la coacción por parte de otro.

- LLSA 2017 - Becker HJ et al. Recognizing victims of human trafficking in the pediatric emergency department.

#55

Las declaraciones VERDADERAS sobre emergencias dentales incluyen ¿cuál de las siguientes?

A. En el contexto del trauma dental, los pacientes adultos tienen 40 dientes permanentes para ser contabilizados.

B. El incisivo lateral es la erupción dental más común que conduce a la pericoronaritis.

C. La osteítis alveolar generalmente ocurre varios meses después de la extracción de un diente.

D. Los abscesos retrofaríngeos son más comunes en la segunda y tercera décadas de la vida.

E. Un niño pequeño con un diente primario avulsionado no debe tenerlo replantado.

#55

Respuesta: E

Los humanos tienen 20 dientes primarios y 32 dientes permanentes, que se componen de una corona y una raíz. La corona está hecha de esmalte, dentina y pulpa. La raíz está debajo de la encía y está rodeada por cemento en lugar de esmalte, que une el diente al hueso alveolar junto con el ligamento periodontal. <u>Los dientes fracturados con dentina expuesta deben cubrirse con hidróxido de calcio y recibir un seguimiento de 24 horas, mientras que aquellos con pulpa expuesta idealmente deben recibir una consulta de DE</u>. Los dientes avulsionados primarios no deben ser replantados ya que esto puede interferir con la erupción de los dientes permanentes. Los dientes primarios avulsionados deben almacenarse en solución salina balanceada de Hank (HBSS) o leche, que son medios de almacenamiento más efectivos que la saliva, hasta que puedan ser replantados. Después de la reimplantación, los pacientes deben recibir doxiciclina durante 1 semana. Se debe sospechar una fractura de cresta alveolar subyacente si se desplaza un segmento contiguo de los dientes.

<u>La pericoronaritis es una infección que ocurre si un colgajo de encía (opérculo) cubre un diente en erupción que conduce a un espacio donde pueden acumularse alimentos y bacterias. Comúnmente se desarrolla en el tercer molar.</u> La osteítis alveolar (alveolitis seca) ocurre unos días después de la extracción de un diente si el coágulo que se formó en la fosa abierta se desprende. El absceso retrofaríngeo es raro después de los 4 años ya que los ganglios linfáticos retrofaríngeos generalmente se atrofian con la edad.

• Pedigo RA. Dental emergencies: management strategies that improve outcomes. Emergency Medicine Practice 2017:19:5.

#56

Una mujer de 36 años presenta enrojecimiento facial, numerosas pápulas y pústulas en la cara, y una historia de episodios repetidos de enrojecimiento. Le han dicho que puede tener rosácea. Las declaraciones VERDADERAS sobre esta entidad de la enfermedad incluyen ¿cuál de los siguientes?

A. La rosácea generalmente afecta a los hombres jóvenes en su tercera década de vida.

B. Puedan ocurrir cambios fimatosos (hipertrofia de las glándulas sebáceas y fibrosis) y el órgano más comúnmente afectado es el oído.

C. La rosácea ocular a menudo conduce a una queratitis que pone la vista en peligro.

D. Para las lesiones inflamatorias, la terapia de primera línea incluye ivermectina tópica, ácido azelaico o metronidazol tópico.

E. Para formas severas de rosácea, el tratamiento preferido son las lágrimas artificiales.

#56

Respuesta: D

La rosácea es una afección inflamatoria de la piel caracterizada por enrojecimiento facial, pápulas / pústulas y telangiectasias que conducen a cambios fimatosos. La mayoría de los pacientes también desarrollan compromiso ocular e informan síntomas menores; <u>la queratitis que amenaza la visión es rara</u>. La rosácea comúnmente se presenta en la cuarta y quinta décadas de la vida y tiene una mayor prevalencia en mujeres y personas de piel clara. El diagnóstico es clínico. El eritema se trata con agentes vasoconstrictores tópicos y terapias basadas en láser. <u>Los tratamientos de primera línea para las lesiones inflamatorias incluyen agentes tópicos</u>. Se agregan agentes orales para las lesiones inflamatorias de moderadas a graves. Se recomienda el desgarro artificial y la higiene de los párpados para la rosácea ocular; sin embargo, la rosácea ocular más severa puede requerir otros agentes orales y tópicos.

• van Zuuren EJ. Rosacea. NEJM 2017; 377:1754-64.

57

Las declaraciones VERDADERAS sobre la pérdida de audición ¿cuál de las siguientes?

A. El tratamiento médico o quirúrgico de la pérdida auditiva conductiva a menudo es ineficaz y no restaurará la audición.

B. La pérdida de audición relacionada con la edad usualmente es unilateral.

C. La pérdida de audición relacionada con la edad es usualmente más pronunciada a frecuencias más bajas.

D. Los esteroides no son beneficiosos para la pérdida auditiva sensorial repentina.

E. En los EE. UU., no hay asistencia del gobierno para la compra de dispositivos auditivos.

#57

Respuesta: E

La pérdida de audición periférica puede ser sensorineural o conductiva. La pérdida auditiva conductiva ocurre cuando la disfunción del oído medio o externo impide que la energía sana llegue al oído interno (cóclea). El tratamiento médico o quirúrgico generalmente da como resultado la recuperación completa de la pérdida auditiva. La hipoacusia relacionada con la edad (presbiacusia) ocurre en personas mayores y se debe a la degeneración de la cóclea y a los efectos acumulados de la exposición a drogas ototóxicas y al ruido. Es simétrico, bilateral, más pronunciado a frecuencias más altas, y comúnmente se manifiesta con dificultad para entender el habla. <u>La pérdida auditiva sensorial repentina es una emergencia otológica porque el tratamiento temprano con glucocorticoides puede ser beneficioso</u>. Aunque la etiología generalmente no se identifica y se presume que es autoinmune o viral, el trabajo incluye la evaluación de tumores poco frecuentes del conducto auditivo interno y el neuroma acústico.

Los EE. UU. no ofrecen asistencia gubernamental para la compra de dispositivos auditivos. Las personas con pérdida auditiva neurosensorial total o casi total no suelen beneficiarse de los audífonos y necesitan implantes cocleares.

• Cunningham LL, Tucci DL. Hearing loss in adults. NEJM 2017:377:2465-73.

Neurología

#58

Un varón de 56 años con esclerosis lateral amiotrófica (ELA) conocida es traído por su familia por cambios de comportamiento, disminución de la cognición y el olvido. ¿Las declaraciones VERDADERAS sobre ELA incluyen cuál de las siguientes?

A. ELA afecta las neuronas sensoriales en la médula espinal y la corteza sensorial.

B. La mayoría de los pacientes con ELA mueren por parálisis respiratoria en 3 a 5 años después del diagnóstico.

C. ELA no causa problemas con la cognición o el estado mental.

D. ELA es puramente familiar.

E. No hay medicamentos aprobados por la FDA para ELA.

\#58

Respuesta: B

La ELA causa <u>la degeneración de las neuronas motoras del cerebro y la médula espinal</u> resultando en una parálisis progresiva. Tiene un <u>inicio insidioso que generalmente comienza como una debilidad focal en una extremidad</u>, que luego se propaga para involucrar a la mayoría de los grupos musculares y finalmente causa parálisis respiratoria por disfunción diafragmática 3 a 5 años después del diagnóstico. Alrededor de 1/3 del tiempo, presenta síntomas bulbares que causan dificultad para hablar, masticar o tragar. Estos pacientes también pueden desarrollar una parálisis pseudobulbar caracterizada por afectación lábil y espasticidad facial y algunos pacientes tendrán anomalías cognitivas progresivas que cumplen los criterios patológicos y clínicos de la demencia frontotemporal.

ELA tiene formas familiares y esporádicas. Aunque ningún tratamiento proporciona un beneficio significativo, el riluzol y la edaravona son dos medicamentos aprobados por la FDA para ELA. El soporte principal para los pacientes es paliativo, que puede incluir el uso de tubos de gastrostomía percutánea, la prevención de la aspiración mediante el uso

de dispositivos de asistencia para la tos y el soporte
ventilatorio.

• Brown RH, Al-Chlabi AA. Amyotrophic Lateral Sclerosis. NEJM
  2017; 377:162-172.

#59

Una mujer de 29 años con antecedentes de migrañas desde la edad de 14 años presenta cefalea migrañosa y se le han agotado los triptanos. Las declaraciones VERDADERAS con respecto a la migraña incluyen ¿cuál de las siguientes?

A. La prevalencia de migrañas parece estar aumentando, posiblemente debido a un exceso de diagnóstico.

B. Las migrañas son más comunes en los hombres que en las mujeres.

C. Los tratamientos de migraña aguda deben tomarse tan pronto como sea posible después del inicio de un ataque de migraña.

D. Las combinaciones de opiáceos y barbitúricos-cafeína-analgésicos son agentes de primera línea para disminuir los dolores de cabeza por migraña.

E. La toxina botulínica está indicada en pacientes que tienen migrañas 4 días al mes.

\#59

Respuesta: C

<u>Las migrañas tienen la prevalencia más alta en mujeres de edad menstrual y su prevalencia disminuye significativamente en mujeres posmenopáusicas.</u> Los pacientes típicamente experimentan síntomas premonitorios (ansiedad, bostezos, sensibilidad a la luz, antojos, dolor de cuello, etc.) y existe una amplia gama de desencadenantes (p. ej. clima, olores, anticonceptivos orales, estrés, alcohol, inhibidores de la bomba de protones.

Para una mejor eficacia, el tratamiento de la migraña debe tomarse inmediatamente después del inicio del dolor de cabeza. Las terapias agudas incluyen AINE, agentes antieméticos y triptanos. Algunos pacientes seleccionados son candidatos para terapias preventivas como ATC, anticonvulsivos y betabloqueantes. La toxina botulínica se puede considerar para pacientes que tienen dolores de cabeza más de 15 días al mes. Se desaconseja el uso habitual de combinaciones de barbitúricos y analgésicos con cafeína y opiáceos, y puede causar dolores de cabeza por uso excesivo de medicamentos.

• Charles A. Migraine. NEJM 2017; 377:553-561.

60

Un paciente tiene una Escala de coma de Glasgow (GCS) de 3 y una presión arterial de 240/130 mmHg después de la intubación. La tomografía computarizada de la cabeza muestra una HIC. Además de llamar a neurocirugía, los pasos de acción recomendados incluirían ¿cuál de los siguientes?

A. Dirigirse a un objetivo de presión arterial de 180/90 mmHg y no más baja.

B. Preferentemente mantener el azúcar en la sangre >200 mg / dL.

C. Dirigirse a un objetivo de presión arterial sistólica de 140 mmHg.

D. "Use el intestino" e inicie el consumo oral de líquidos y alimentos en el DE lo antes posible.

E. Administre Factor VIIa recombinante tan pronto como sea posible.

#60

Respuesta: C

"Para los pacientes con HIC que se presentan con PAS entre 150 y 220 mmHg y sin contraindicación para el tratamiento de la PA aguda, la disminución aguda de la PAS a 140 mmHg es segura y puede ser efectiva para mejorar el resultado funcional.

Los pacientes con hemorragia cerebelosa que se deterioran neurológicamente o que tienen compresión o hidrocefalia en el tallo cerebral por obstrucción ventricular deben someterse a la extirpación quirúrgica de la hemorragia lo antes posible.

La utilidad de las transfusiones de plaquetas en pacientes con HIC con antecedentes de uso de antiagregantes plaquetarios es incierta.

La monitorización y el tratamiento iniciales de los pacientes con HIC deben realizarse en una unidad de cuidados intensivos o una unidad de ictus especializada.

La glucosa debe ser monitoreada. Se deben evitar la hiperglucemia e hipoglucemia."

- LLSA 2018 - Hemphill JC et al. Guidelines for the management of spontaneous intracerebral hemorrhage. A guideline for healthcare professionals from the American Heart Association/ American Stroke Association. Stroke 2015; 46:2032-2060.

#61

Una mujer de 64 años presenta dolor en el ojo derecho, fiebre y cambios en la visión. El examen físico muestra un examen normal del ojo izquierdo, pero el ojo derecho muestra proptosis leve, inyección conjuntival, visión 20/200, parálisis de CN III, CN IV y CN VI, y disminución de la sensibilidad del área maxilar infraorbitaria derecha. ¿Cuál de las siguientes pruebas debe ordenar para evaluar al paciente?

A. IRM de la cabeza y órbitas con y sin contraste IV

B. TC de la cabeza sin contraste

C. Angiografía por tomografía computarizada (ATC) de la cabeza y el cuello

D. ARM de la cabeza con y sin contraste IV

E. Carótida Doppler duplex EE. UU.

#61

Respuesta: A

Múltiples parálisis de los pares craneales oculomotores (específicamente 3, 4, 6) en un lado junto con proptosis, disminución de la visión, disminución de las sensaciones en V1 y V2, y fiebre apuntan hacia un diagnóstico de trombosis del seno cavernoso. El IRM de la cabeza y las órbitas con y sin contraste es la mejor modalidad de imagen entre las opciones disponibles. Si el IRM no está disponible, puede considerar una TC de la cabeza y órbitas con contraste IV.

- Margolin E, Lam CTY. Approach to a Patient with Diplopia in the Emergency Department. J Emerg Med. 2018 Feb 6. 1-8

62

Una mujer de 65 años con antecedentes de diabetes tipo 2 mal controlada se queja de parestesias y dolor punzante en ambos pies que empeora por la noche e interfiere con el sueño y las actividades de la vida diaria. En el examen, ha reducido la sensibilidad hasta las rodillas, así como la reducción de la vibración, el tacto ligero y la propiocepción en los dedos de los pies y la disminución de los reflejos del tobillo. Las declaraciones VERDADERAS sobre la neuropatía diabética incluyen ¿cuál de las siguientes?

A. Si el paciente no tiene síntomas positivos, como dolor hormigueo, ardoroso y punzante, sino solo síntomas negativos de disminución de la sensibilidad, entumecimiento y debilidad, entonces esto no es neuropatía diabética.

B. El uso de glipizida está asociado con la deficiencia de vitamina B12.

C. Las intervenciones de estilo de vida, como el ejercicio y la dieta, pueden restaurar las fibras nerviosas, y los ejercicios que mejoran la fuerza y el equilibrio pueden reducir el riesgo de caídas.

D. La clave del tratamiento es reducir rápidamente los
    niveles de azúcar en la sangre (al menos >1% por mes en
    la hemoglobina A1c).

E. La gabapentina tiende a causar insomnio y, por lo tanto,
    no se recomienda para este paciente, en el que la
    neuropatía está contribuyendo al sueño fragmentado.

#62

Respuesta: C

La neuropatía diabética puede afectar las neuronas motoras, las neuronas sensoriales y el sistema nervioso autónomo, causando síntomas positivos y negativos. Los hallazgos positivos incluyen hormigueo, dolores punzantes o sensaciones de ardor, mientras que los hallazgos negativos incluyen pérdida o debilidad sensorial. Dado que el uso de metformina a largo plazo (no glipizida) se ha asociado con la deficiencia de vitamina B12, sería razonable verificar los niveles. Los cambios de estilo de vida en la dieta y el ejercicio pueden prevenir una mayor neuropatía o restaurar las fibras nerviosas y, por lo tanto, disminuir el riesgo de caídas. También se recomienda un control estricto de la glucosa y la presión arterial; sin embargo, la reducción rápida de los niveles de glucosa en sangre (> 1% por mes en la hemoglobina A1c) puede causar neuritis y dolor reversibles. La Academia Estadounidense de Neurología recomienda el uso de anticonvulsivos (como pregabalina y gabapentina), antidepresivos que incluyen inhibidores de la recaptación de serotonina-norepinefrina (IRSN) y antidepresivos tricíclicos (ATC). Las comorbilidades deben ser consideradas cuando se toman decisiones de tratamiento. La gabapentina y la pregabalina mejoran la calidad del sueño y serían preferibles en un paciente con insomnio, mientras que los antidepresivos pueden preferirse en pacientes con depresión o ansiedad.

- Vinik AI. Diabetic sensory and motor neuropathy. Clinical Practice. NEJM 2016; 374:1455-1464.

#63

Las declaraciones VERDADERAS sobre la compresión de la médula espinal incluyen ¿cuál de las siguientes??

A. Los pacientes con compresión aguda de la médula presentarán incontinencia urinaria, pero no retención urinaria.

B. Todos los pacientes con compresión traumática aguda de la médula presentarán hiperreflexia.

C. La compresión de la médula de metástasis malignas ocurre con mayor frecuencia en la columna torácica.

D. Los abscesos epidurales espinales ocurren con mayor frecuencia en la columna lumbar.

E. Los antibióticos para abscesos epidurales espinales deben continuarse durante 8 semanas.

#63

Respuesta: C

Las características de la compresión aguda de la médula espinal incluyen la retención urinaria o la incontinencia, la parálisis relativamente simétrica de las extremidades y un nivel sensorial. Un signo de Babinski e hiperreflexia pueden no estar presentes si hay compresión severa, especialmente en el contexto de un traumatismo agudo. Estos casos pueden presentarse como shock espinal con flacidez, arreflexia e hipotensión. <u>La compresión de la médula neoplásica ocurre más comúnmente en la columna torácica,</u> aunque hasta un tercio de los casos tendrá metástasis en múltiples niveles. <u>Los abscesos espinales epidurales se producen de forma similar con mayor frecuencia en la columna dorsal con extensión contigua o no contigua a múltiples niveles.</u> La descompresión por laminectomía es más efectiva cuando se realiza antes del inicio de la debilidad severa y tiene más éxito que el tratamiento con antibióticos solo. Deben administrarse los antibióticos empíricos que incluyen la cobertura de SARM.

- Ropper AE, Ropper AH. Acute spinal cord compression. N Engl J Med 2017; 376:1358-1369.

64

Una mujer de 52 años que nació en México se presenta con cambios de visión y dolores de cabeza. Ella afirma que su visión empeora al agacharse y mejora si se cubre un ojo. No hay fiebre, náuseas, vómitos, debilidad, entumecimiento, hormigueo ni cambios en su habla asociados. En el examen, la paciente es hipertensiva a 200/100 mmHg y tiene una parálisis del sexto par y papiledema. La TC muestra hidrocefalia y calcificaciones múltiples en el parénquima, lo que concuerda con la neurocisticercosis y una estructura quística de 2 cm que llena el 4° ventrículo. Las declaraciones verdaderas sobre este paciente incluyen todo lo siguiente EXCEPTO:

A. La parálisis del sexto par es un signo de aumento en la presión intracraneal.

B. El tratamiento preferido de un quiste de neurocisticercosis en el 4° ventrículo es con un agente antihelmíntico, como albendazol y glucocorticoides.

C. Si se hubiera realizado una punción lumbar y se hubieran demostrado eosinófilos, se reforzaría la sospecha de una infección parasitaria, ya que los eosinófilos normalmente no están presentes en el LCR.

D. La resección quirúrgica de la lesión en el 4° ventrículo o una derivación VP está indicada debido al riesgo de hidrocefalia, paro respiratorio y muerte.

E. La neurocisticercosis es una infección con la larva quística de tenia *Taenia solium*.

#64

Respuesta: B

<u>El aumento de la presión intracraneal puede presentarse como una parálisis del sexto par</u> unilateral o bilateral, que es causada por la compresión del nervio contra la parte petrosa de los huesos temporales. Los eosinófilos en el LCR sugieren una infección parasitaria.

La neurocisticercosis es causada por la tenia, *Taenia solium*. La forma parenquimatosa de la enfermedad es una causa común de epilepsia de aparición en la edad adulta donde el organismo es endémico. Los quistes extraparenquimatosos se pueden presentar en las meninges o los ventrículos y bloquean la salida de líquido cefalorraquídeo que conduce a un aumento de la presión intracraneal que pone a los pacientes en riesgo de paro respiratorio y muerte secundaria a hernia. <u>Los cambios en la visión postural probablemente se deben a la naturaleza móvil del quiste que causa la obstrucción intermitente del flujo de salida, que se denomina síndrome de Bruns. Estos pacientes pueden requerir una derivación VP.</u> El tratamiento médico para la neurocisticercosis parenquimatosa incluye albendazol y glucocorticoides, que se agregan para disminuir el edema

secundario a la terapia antihelmíntica. Dado el riesgo de una
terapia antihelmíntica que empeora la hidrocefalia y causa
ventriculitis, la neurocisticercosis intraventricular que causa
hidrocefalia debe tratarse quirúrgicamente.

- Venna N et al. Case 15-2012 – a 48-year-old woman with
  diplopia, headaches, and papilledema. NEJM 2012; 366:1924-34.

65

**Una mujer de 30 años presenta el peor dolor de cabeza de
su vida asociado con náuseas, vómitos, fotofobia y dolor
de cuello. Sospecha una hemorragia subaracnoidea (HSA).
Las declaraciones VERDADERAS sobre HSA incluyen
cuál de las siguientes?**

A. El 50% de las HSA se debe a fuentes no aneurismáticas,
    como malformaciones arteriovenosas o vasculitis.

B. La clasificación de Hunt-Hess es un sistema de
    clasificación que describe el riesgo de vasoespasmo.

C. Los pacientes con hematoma ocupante de espacio o
    hidrocefalia aguda pueden requerir intervenciones
    quirúrgicas.

D. El riesgo de re-ruptura finaliza después de 48 horas de la
    presentación inicial de HSA.

E. Nifedipina está contraindicada ya que previene la
    curación aneurismática.

#65

Respuesta: C

<u>Aproximadamente el 80% de las HSA son causadas por una ruptura aneurismática.</u> Otras causas incluyen malformaciones vasculares y vasculitis, y hasta 10% no tienen causa vascular identificada. Los aneurismas intracraneales tienen una prevalencia de población del 1-2%. Los factores de riesgo para HSA incluyen antecedentes familiares de trastornos del tejido conectivo o enfermedad renal poliquística, hipertensión, tabaquismo, abuso de drogas estimulantes y aneurismas de más de 7 mm. La clasificación de Hunt-Hess correlaciona el estado clínico con el resultado neurológico a largo plazo. La hidrocefalia aguda y las lesiones ocupantes de espacio en la TC son indicaciones de intervención quirúrgica inmediata.

<u>El riesgo de re-ruptura del aneurisma es mayor en las primeras 24 horas, pero el riesgo incrementado de re-ruptura continúa por 30 días.</u> El objetivo principal del tratamiento es la prevención de la ruptura. Además, el vasoespasmo y la isquemia cerebral retardada pueden causar una morbilidad y muerte significativas y, por lo tanto, presentan un desafío importante. Alrededor del 70% de los pacientes tendrán

vasoespasmo, que generalmente ocurre varios días después del sangrado inicial. Se piensa ahora que la isquemia cerebral retrasada es secundaria a una variedad de cambios neuronales y vasculares, no vasoespasmo. <u>La nimodipina (no nifedipina) es el único medicamento conocido que mejora los resultados funcionales y disminuye la isquemia cerebral tardía. Nimodipina, es un agente bloqueante de la entrada de calcio similar en estructura a la nifedipina pero con efectos dilatantes cerebrovasculares selectivos.</u>

- Solomon CG. Subarachnoid hemorrhage. NEJM 2017; 377:257-266.

Obstetricia y Ginecología

66

Una mujer de 28 años que está embarazada de 37 semanas presenta un dolor de cabeza que aumenta la preocupación por la trombosis de la vena cerebral (TVC). Las declaraciones VERDADERAS sobre CVT incluyen ¿cuál de las siguientes?

A. La prueba diagnóstica de elección es la TC craneal sin contraste.

B. La prueba diagnóstica de elección es la TC craneal con contraste.

C. El dolor de cabeza solo ocurre en una minoría de pacientes.

D. La principal causa de muerte aguda con TVC es por hernia cerebral.

E. El embarazo no es un factor de riesgo para TVC.

#66

Respuesta: D

La trombosis venosa central (TVC) tiene una tasa de mortalidad del 15%. La causa principal de muerte es la hernia cerebral aguda secundaria a hipertensión intracraneal por edema y hemorragia locales. Los estados hipercoagulables (uso de anticonceptivos orales, embarazo, malignidad) y la infección son los factores principales de riesgo. La presentación puede ser variable; sin embargo, casi todos los pacientes informan dolor de cabeza. Una TC craneal sin contraste no es suficientemente sensible para hacer un diagnóstico definitivo, pero los signos de trombosis se pueden visualizar en un tercio de las tomografías computarizadas sin contraste. Por ejemplo, el signo del triángulo denso puede visualizarse en una TC sin contraste y ocurre cuando el trombo se visualiza como una densidad triangular presente en la porción posterior del seno sagital superior. Venografía de resonancia magnetica (VRM) del cerebro es la prueba más sensible. El tratamiento recomendado de la TVC sin infarto hemorrágico es con anticoagulación con heparina o HBPM.

- Ferro JM, Canhilo P. Cerebral venous sinus thrombosis: update on diagnosis and management. Curr Cardiol Rep 2014; 16:523-533.

67

Una mujer de 23 años se queja de dolor pélvico. Ella no está embarazada, y en el examen tiene sensibilidad al movimiento cervical, anexos bilaterales y sensibilidad uterina. Sospechas enfermedad pélvica inflamatoria (EPI). Las declaraciones VERDADERAS sobre PID incluyen ¿cuál de las siguientes?

A. Las tasas y la gravedad del EPI han aumentado en las últimas dos décadas.

B. Además de Gonorrea y Clamidia, los organismos respiratorios y entéricos pueden causar EPI.

C. La presentación clásica de EPI es una aparición gradual de dolor abdominal inferior asociado con fiebre.

D. Las indicaciones de hospitalización para EPI incluyen >180 WBC / hpf en montaje húmedo.

E. Si un paciente tiene un DIU y EPI, el DIU se debe remover.

67

Respuesta: B

Las tasas de enfermedad pélvica inflamatoria (EPI) han disminuido en las últimas dos décadas como consecuencia de los esfuerzos de salud pública. Aunque la mayoría (más del 85%) de la EPI se debe a enfermedades de transmisión sexual, una pequeña parte de las infecciones se deben a organismos respiratorios o entéricos colonizadores locales. La presentación clásica de EPI aguda es la aparición rápida de dolor abdominal intenso después de la menstruación; sin embargo, el inicio puede ser insidioso. El diagnóstico de EPI presuntiva debe realizarse clínicamente en mujeres que presenten dolor pélvico y que tengan sensibilidad en el órgano pélvico y ninguna otra causa de enfermedad. La especificidad aumenta si se encuentra que el paciente tiene friabilidad cervical o secreción mucopurulenta en el examen, abundantes glóbulos blancos en el fluido vaginal en el microscopio o pruebas positivas de infección por gonorrea/clamidia. El CDC recomienda el tratamiento ambulatorio con ceftriaxona 250 mg IM y doxiciclina durante 14 días con o sin metronidazol. Los pacientes con fracaso en el manejo ambulatorio, embarazo, absceso tubo-ovárico o incapacidad para tomar medicamentos orales deben ser hospitalizados.

La extracción rutinaria del DIU en casos de EPI asociada con un DIU no mejora los resultados.

- LLSA 2018 - Brunham RC et al. Pelvic Inflammatory Disease. N Engl J Med 2015; 372:2039-2048.

 # 68

Las declaraciones VERDADERAS con respecto a PID incluyen ¿cuál de las siguientes?

A. El diagnóstico requiere al menos 3 de los 4 criterios: sensibilidad al movimiento cervical, sensibilidad uterina, sensibilidad anexial o secreción mucopurulenta.

B. La gonorrea y la clamidia no tienen altas tasas de reinfección.

C. Hay hallazgos ecográficos y tomográficos que son altamente sensibles para EPI.

D. Si el paciente tiene menos de 18 años, se indica el ingreso para antibióticos parenterales.

E. La EPI puede complicarse por un absceso tubo-ovárico o peritonitis, y la EPI aumenta el riesgo de infertilidad y dolor pélvico crónico.

#68

Respuesta: E

El diagnóstico de EPI presuntiva debe realizarse clínicamente en mujeres que presentan dolor pélvico y que tengan sensibilidad en el órgano pélvico y ninguna otra causa de enfermedad. El curso puede complicarse con piosalpinx, absceso tubo-ovárico, perihepatitis o periesplenitis (Fitz-Hugh Curtis) y peritonitis. <u>La EPI pone a los pacientes en riesgo de embarazo ectópico, infertilidad, dolor pélvico crónico e infección recurrente</u>. No todas las EPI se deben a enfermedades de transmisión sexual. <u>TC y ultrasonido no son pruebas sensibles</u>; sin embargo, las paredes tubarias engrosadas (> 5 mm) en la ecografía son un hallazgo específico. La extracción de un DIU solo debe considerarse para los pacientes cuyos síntomas son persistentes o empeoran. Debido a las altas tasas de reinfección con gonorrea y clamidia, <u>se recomienda a los pacientes hacerse una prueba de curación 3 meses después del tratamiento</u>.

- Bugg CW et al. Pelvic inflammatory disease: diagnosis and treatment in the ED. Emergency Medicine Practice; vol. 18, number 12.

Oftalmología

#69

Un hombre de 26 años presenta una historia de 3 días de dolor ocular DERECHO, disminución de la visión y fotofobia. Él informa un historial de traumatismo ocular IZQUIERDO 6 semanas antes, con hifema, iritis traumática y disminución persistente de la visión. El examen físico revela fotofobia en el ojo derecho con disminución de la visión bilateral. ¿Cuál es la explicación más probable para los síntomas de su ojo derecho?

A. Oftalmía simpática

B. Conjuntivitis postraumática

C. Rotura retiniana postraumática

D. Enfermedad vascular del colágeno

E. Hemorragia vítrea espontánea

#69

Respuesta: A

La oftalmía simpática es una rara respuesta inflamatoria autoinmune en ojos bilaterales, días o meses después de un trauma ocular penetrante en un ojo. En la parte anterior, presenta signos y síntomas crónicos similares a la uveítis anterior con fotofobia consensual, dolor con movimiento ocular, células y exacerbación en el examen con lámpara de hendidura y disminución de la visión. La enucleación del ojo con el trauma inicial ya no se recomienda. Los tratamientos incluyen principalmente corticosteroides orales y otros agentes inmunosupresores, como esteroides intravítreos e inyecciones de infliximab.

- Chang GC, Young LH. Sympathetic ophtalmia. Semin Ophthalmol 2011; 26:316-320.

Un paciente tiene un hifema del ojo derecho. ¿Cuál de las siguientes condiciones justifica la admisión?

A. El paciente tiene una enfermedad de células falciformes subyacente

B. Hifema grado II

C. Hifema grado I

D. Medidas de presión ocular en serie durante las últimas 3 horas a 10, 12 y 12

#70

Respuesta: A

La mayoría de los pacientes pueden ser tratados de forma ambulatoria, pero se debe considerar el <u>ingreso hospitalario para los siguientes pacientes: (1) hifemas grandes >50%, (2) hifema con PIO elevada en el examen inicial, (3) hifema con hemoglobinopatía falciforme (enfermedad o rasgo), y (4) pacientes con tendencia a la hemorragia o coagulopatía.</u>

Las calificaciones de las hembras son las siguientes: I (<33%), II (33-50%), III (> 50%), IV (100%). Los hifemas de grado I típicamente se resuelven en 4-5 días. La visión final de 20/50 o mejor se ve en la mayoría de los hifemas de grado II-IV. La hipertensión intraocular no controlada (>50 mmHg) puede causar atrofia óptica permanente y es una indicación para la evacuación quirúrgica del coágulo. Los hifemas grandes o persistentes y la hipertensión intraocular pueden causar manchas en la sangre corneal y pérdida de visión. <u>Los pacientes con células falciformes tienen un mayor riesgo de pérdida permanente de la visión y re-hemorragia. Son admitidos para controles seriados de IOP, consulta de oftalmología y administración de medicamentos.</u>

- Walton W, Von Hagen S, Grigorian R, Zarbin M. Management of traumatic hyphema. Surv Ophthalmol 2002; 47:297

#71

¿Cuál de los siguientes pacientes con conjuntivitis debe tratarse con antibióticos sistémicos, además de antibióticos tópicos?

A. Conjuntivitis viral

B. Conjuntivitis alérgica

C. Conjuntivitis secundaria a gonorrea

D. Conjuntivitis bacteriana común y corriente

E. Conjuntivitis en un usuario de lentes de contacto

#71

Respuesta: C

La conjuntivitis aguda se puede dividir en etiologías infecciosas y no infecciosas. La conjuntivitis alérgica es el tipo más común de conjuntivitis, pero la mayoría de estos pacientes no buscan ayuda médica. El sello distintivo de la conjuntivitis alérgica es la picazón y los tratamientos incluyen antihistamínicos tópicos e inhibidores de mastocitos. En la categoría infecciosa, la conjuntivitis viral es la más común y no requiere tratamiento. <u>La conjuntivitis bacteriana es la segunda etiología más común de la conjuntivitis, y la mayoría de las infecciones se resuelven por sí mismas en 1-2 semanas</u>. Los antibióticos tópicos disminuyen la duración de los síntomas debido a la conjuntivitis bacteriana y permiten el regreso temprano al trabajo o a la escuela, ya que muchas escuelas requieren 24 horas de tratamiento antes del regreso. Los pacientes que usan lentes de contacto deben recibir terapia con antibióticos tópicos con cobertura de pseudomonas y deben evitar usar lentes de contacto hasta que estén completamente mejores. Las enfermedades de transmisión sexual como la gonorrea y la clamidia pueden causar conjuntivitis y requerir antibióticos sistémicos y tópicos.

• LLSA 2016 – Azari AA, Barney NP. Conjunctivitis – a systematic review of diagnosis and treatment. JAMA 2013; 310:1721-1729.

Orthopedía

Un hombre diestro de 27 años que estaba usando una sierra circular (Skilsaw) que se deslizó y amputó su índice izquierdo y su dedo medio se presenta a su DE. Las declaraciones VERDADERAS sobre amputaciones traumáticas incluyen ¿cuál de las siguientes?

A. Las amputaciones de guillotina, como con una sierra circular, son el tipo de amputación más difícil para la reimplantación.

B. El tiempo de isquemia caliente máximo recomendado para los dígitos es de 12 horas.

C. El tiempo de isquemia fría máximo recomendado para los dígitos es de 6 horas.

D. Si este paciente fuera un niño, no debería ser replantado.

E. La reimplantación de pulgar tiene tasas de éxito deficientes desde 10-20%.

#72

Respuesta: B

Las amputaciones de guillotina son el tipo de amputación más fácil para la reimplantación porque tienen bordes bien definidos con lesiones que ocurren en el mismo nivel. Las amputaciones secundarias a un dispositivo explosivo son las más catastróficas. Otros mecanismos incluyen lesiones por deglosamiento tipo avulsión y lesiones por aplastamiento. Para los dígitos, el tiempo máximo de isquemia caliente es de 12 horas y hasta 24 horas para el tiempo de isquemia fría (tenga en cuenta que estos son el doble del tiempo relativo a las reimplantaciones de las extremidades proximales). Hay cinco indicaciones para la reimplantación de dígitos: (1) amputación en un niño, (2) amputaciones de múltiples dígitos, (3) amputación del pulgar, (4) amputaciones de la mitad de la palma y (5) amputaciones de un solo dígito distal a la inserción del FDS (la reimplantación de los dedos amputados proximalmente a la inserción de FDS conduce a una articulación PIP rígida y una disminución de la función de la mano). Como el pulgar proporciona aproximadamente el 40% de todas las funciones de la mano, las amputaciones del pulgar provocan una discapacidad importante y, si es posible, se debe intentar el reimplante. Afortunadamente, la reimplantación del pulgar tiene tasas de éxito que van del 80-90%.

• Ramirez C, Menaker J. Traumatic amputations. Trauma Reports 2017; 18, no.3.

#73

¿Cuál de los siguientes son consistentes con el dedo en gatillo o la tenosinovitis flexora estenosante?

A. El dedo en gatillo generalmente es consecuencia de una etiología infecciosa.

B. La diabetes no es un factor de riesgo para el dedo en gatillo.

C. La inmovilización es el tratamiento inicial preferido.

D. No se recomienda la inyección local de glucocorticoides.

E. La liberación quirúrgica de la polea A-1 no es una terapia efectiva.

#73

Respuesta: C

El dedo en gatillo es una tenosinovitis flexora estenosante (no infecciosa). Puede ser causado por el uso repetitivo que conduce a la inflamación del túnel fibroóseo y la vaina del tendón flexor que se lleva dentro de él. <u>Los cambios inflamatorios en el túnel evitan que el tendón se deslice suavemente a lo largo de la polea A-1 que ancla el tendón flexor. El tendón puede hacer clic o atrapar en la articulación metacarpofalángica, lo que lleva a que el dedo permanezca en una posición de "activación" (flexión).</u> La diabetes es un factor de riesgo para el dedo en gatillo. El tratamiento está dirigido a reducir la inflamación. La inmovilización, la realización de ejercicios de estiramiento en extensión, la modificación de la actividad y el uso de fármacos antiinflamatorios no esteroideos a corto plazo son las terapias iniciales típicas de elección. Si los síntomas no mejoran, o si el paciente presenta inicialmente un dedo en gatillo grave, se recomienda la inyección local de glucocorticoides. Si los síntomas aún persisten, la derivación a la cirugía de la mano para la liberación quirúrgica de la polea A-1 es bastante efectiva.

- Makkouk, A H, et al. Trigger finger: etiology, evaluation, and treatment. Current Reviews in Musculoskeletal Medicine. June 2008. 1(2): 92-96.

#74

Un jugador de fútbol diestro de 22 años se presenta después de un juego, quejándose de dolor en el dedo anular derecho. Él dice que no puede flexionar la articulación interfalangica distal (DIP) del dedo anular, y en el examen, tiene dolor a lo largo del tendón flexor que se extiende en sentido proximal desde la falange distal. No puede flexionar activamente la articulación DIP. Cuando hace un puño, el dedo anular está un poco extendido. ¿Cuál de las siguientes afirmaciones sobre su diagnóstico y tratamiento es FALSA?

A. Él tiene un dedo de Jersey, y el 75% de estos implican el dedo anular.

B. El dedo debe colocarse en extensión en una férula.

C. La lesión en el dedo ocurre cuando una articulación DIP flexionada se hiperextecta de manera repentina y forzada, lo que provoca la ruptura del FPD donde se inserta en la falange distal.

D. El paciente necesitará reparación quirúrgica.

E. Las lesiones al FDP pueden clasificarse según el grado de retracción del tendón (esquema de graduación de Leddy y Packer).

#74

Respuesta: B

El dedo de Jersey es causado por una avulsión del flexor profundo de los dedos (FDP) desde su inserción en la base de la falange distal. <u>Los pacientes no pueden flexionar activamente la articulación interfalángica distal (DIP). De forma aguda, los pacientes deben colocarse en una férula con una ligera flexión en la articulación interfalángica proximal (PIP) y las articulaciones interfalángicas distales (DIP)</u>. El 75% de las lesiones involucran el dedo anular. Todos los pacientes con el dedo de jersey requerirán una reparación quirúrgica y necesitan una referencia urgente a un cirujano de mano. Si esta lesión no se repara, el paciente perderá la capacidad de flexión en la articulación DIP. El esquema de graduación de Leddy y Packer es un sistema de clasificación para lesiones de dedos de jersey basado en el grado de retracción del tendón y presencia de fractura.

- Bachoura, A. A review of mallet finger and jersey finger injuries in the athlete. Current Reviews in Musculoskeletal Medicine. March 2017. 10(1): 1-9

Un hombre zurdo de 24 años se lastima jugando al rugby y presenta dolor en el dedo medio izquierdo. Afirma que no puede extender la punta de su dedo y que su examen es notable por el dolor y la hinchazón sobre el dorso de la articulación DIP, una deformidad del flexor DIP y una incapacidad para extender activamente el DIP. ¿Cuál de las siguientes afirmaciones sobre su lesión es FALSA?

A. Su lesión es el resultado de una ruptura parcial o completa de la inserción terminal del tendón extensor distal a la articulación DIP.

B. La lesión generalmente es causada por una lesión por flexión forzada.

C. El dedo lesionado debe colocarse en flexión.

D. El DIP herido debe ser ferulizado por 6-8 semanas.

E. Se debe obtener derivación quirúrgica si el dedo mazo está asociado con una fractura que involucra más del 30% de la superficie de la articulación.

#75

Respuesta: C

Este paciente tiene un dedo en martillo (lesión del tendón extensor). Las lesiones de los dedos en martillo no complicadas se deben tratar <u>manteniendo la articulación DIP en extensión completa durante 6-8 semanas</u>. El paciente no debe permitir la flexión del DIP en ningún momento. Además de la presencia de una fractura que afecte más del 30% de la superficie de la articulación, también se debe derivar quirúrgicamente si (1) no se puede lograr la extensión pasiva completa de la articulación DIP, (2) si sospecha una rotura completa del tendón extensor, o (3) si hay subluxación de la articulación DIP.

Un paciente es traído por la policía en un asimiento psiquiátrico involuntario por andar corriendo desnudo en las calles. El paciente solo se queja de dolor en la mano. Su examen es notable para un caballero que es delgado, desaliñado y que hace una mueca de dolor que se localiza en su mano derecha (que está en los puños) y en el antebrazo. Él está alerta pero no orientado. No puede expresar si ha habido algún trauma o fiebre. El examen de su mano es más notable por la inflamación difusa de la mano tanto en la cara volar como en la dorsal, de modo que se pierde la concavidad palmar normal. El movimiento activo y pasivo del dedo medio y el anular lo hacen llorar de dolor. Las declaraciones VERDADERAS sobre las infecciones de la mano en el espacio profundo incluyen ¿cuál de las siguientes?:

A. El espacio de Parona es contiguo con la bolsa radial, la bolsa cubital y el espacio mediopalmar.

B. Una infección del tendón extensor puede extenderse proximalmente e involucrar el espacio de Parona.

C. El espacio de Parona es un espacio potencial entre el tendón del extensor largo del pulgar, el tendón del flexor profundo de los dedos y el pronador cuadrado.

D. El pus de un absceso tenar pero no de un absceso medioplamar puede romperse en el espacio de Parona.

E. Pus en el pulgar puede ascender en las olsas cubitales y romperse en el espacio de Parona.

#76

Respuesta: A

El espacio de Parona es un espacio potencial entre el tendón FPL, los tendones FDP y el pronador cuadrado. Es contigua a la bolsa radial, bolsa cubital y el espacio mediopalmar. El pus en la vaina FPL puede ascender a la bolsa radial y eventualmente romperse en el espacio de Parona. El pus en la vaina del dedo meñique puede ascender a la bolsa cubital y romperse en el espacio de Parona. El pus del absceso tenar o absceso mediopalmar puede romperse en el espacio de Parona. La base del tratamiento para estas infecciones es la incisión y el drenaje con la administración de antibióticos apropiados. La infección en el espacio palmar medio o profundo suele ser consecuencia de la penetración directa, aunque ocasionalmente puede ser consecuencia de la extensión contigua de las vainas del tendón flexor de los dedos medio o anular.

- McDonald LS et al. Hand infections. J Hand Surg 2011; 336A: 1403-1412.

Un hombre de 48 años informa la aparición repentina de dolores de espalda y piernas que comenzaron mientras trabajaba en el jardín y sacaba arbustos grandes. Desde el inicio del dolor hace 2 días, ha empeorado. El paciente no tiene antecedentes médicos clínicamente significativos, y el examen físico es normal, aparte del dolor severo en la pierna izquierda con una maniobra de elevación de la pierna estirada a 40 grados. Él dice: "Estoy seguro de que me resbalé un disco", y solicita un IRM. ¿Cuál de las siguientes afirmaciones es verdadera?

A. Si el paciente tiene un déficit motor que corresponde a una sola raíz nerviosa (como debilidad en la dorsiflexión de la caída del pie o pie caído, se necesita cirugía en la mayoría de los pacientes).

B. Los déficits sensoriales parecen ser menos persistentes que los déficits motores.

C. Un IRM inmediato está indicado en este paciente.

D. Se ha encontrado que un curso corto de esteroides sistémicos es beneficioso en pacientes con discos intervertebrales lumbares herniados.

E. La terapia conservadora durante 6 semanas, incluidos los AINE y la terapia física basada en el ejercicio es apropiada para este paciente.

77

Respuesta: E

La mayoría de los pacientes que presentan dolor de tipo ciática (aproximadamente el 85% de los pacientes) tienen un disco intervertebral herniado. Aunque los discos herniados pueden causar dolor de espalda, muchos pacientes pueden tener discos herniados y ser asintomáticos. <u>La base del tratamiento para pacientes sin déficits neurológicos severos es la terapia conservadora durante 6 semanas con AINE y fisioterapia.</u> La mayoría de los pacientes mejoran por sí solos con un tratamiento conservador. Las imágenes avanzadas (TC o IRM) están indicadas en pacientes con ciática que dura más de 4-6 semanas. La cirugía produce un alivio más rápido de la ciática que el tratamiento conservador. Sin embargo, al año de seguimiento, ambos enfoques tienen resultados similares. <u>La mayoría de los pacientes con paresia inicial debido a la compresión de una única raíz nerviosa tienen una recuperación sin cirugía dentro de 1 año, mientras que solo el 50% de los pacientes con déficit sensorial tendrán recuperación.</u> El IRM temprana está indicada en pacientes con déficits graves (múltiples raíces nerviosas) o progresivos. Los esteroides sistémicos no han demostrado mejorar el dolor o reducir las tasas de intervención quirúrgica.

- Deyo RA et al. Herniated lumbar intervertebral disk. NEJM 2016; 374:1763-1772.

#78

Un niño de 12 años se queja de dolor en la cadera izquierda durante los últimos 2 días, de modo que ya no puede caminar. En el examen, usted encuentra un varón afebril obeso que está en una cantidad moderada de angustia y no puede soportar el peso sin ayuda. Hay un rango de movimiento disminuido y una rotación interna disminuida, pero sin irritabilidad. Las declaraciones VERDADERAS sobre deslizamiento de la epífisis femoral de capital (SCFE) incluyen ¿cuál de las siguientes?

A. La vista AP es más sensible que la vista lateral para diagnosticar el deslizamiento temprano en SCFE.

B. La edad promedia de diagnóstico es de 9 años de edad.

C. La SCFE bilateral se diagnostica en más del 80%.

D. Dado que el paciente no puede soportar el peso, esto se clasificaría como SCFE inestable.

E. La reducción cerrada con colada de espica de cadera es el tratamiento de elección.

#78

Respuesta: D

Al principio del curso, las radiografías laterales son más sensibles que las vistas AP; sin embargo, las vistas AP y la pelvis de la pierna de rana son las radiografías obtenidas más comúnmente. SCFE ocurre debido a la carga pesada colocada en la fisis femoral proximal. Los pacientes suelen presentar cojera y dolor en la rodilla, el muslo, la cadera o la ingle ipsilateral. Los pacientes pueden presentar solo dolor de rodilla. Hay un ligero predominio masculino y la edad promedia de diagnóstico es de 12 años. La endocrinopatía, como el hipotiroidismo o la deficiencia de la hormona del crecimiento, se debe considerar si los pacientes presentan menos de 10 años, más de 16 años o tienen una estatura o un peso inferior al percentil 50. SCFE bilateral no es raro. De acuerdo con la capacidad del paciente de soportar peso en la extremidad, SCFE se puede clasificar como estable o inestable. Las lesiones estables generalmente no progresan a AVN, mientras que casi la mitad de las lesiones inestables sí lo hacen. El tratamiento es con la fijación quirúrgica con un solo tornillo, ya que no se recomienda la reducción cerrada con yeso.

- Geogiadis AG, Zaltz I. Slipped Capital Femoral Epiphysis. How to evaluate with a review and update of treatment. Pediatr Clin N Am 2014; 1119-1135.

Un hombre de 65 años tiene un mes de postoperatorio debido a una artroplastia total de rodilla, y se queja de dolor con movimientos, hinchazón y fiebre en el hogar. Las declaraciones VERDADERAS sobre las infecciones de articulaciones periprotésicas incluyen ¿cuál de las siguientes?

A. El primer y más importante paso de administración es administrar antibióticos de amplio espectro para salvar cualquier cartílago remanente.

B. Los umbrales de glóbulos blancos (WBC) en el líquido sinovial para una infección articular protésica son mucho más altos que para una infección de la articulación nativa; generalmente en el rango de 100.000 WBC / μL.

C. Si hay un seno sin drenaje, los cultivos de heridas del líquido serán fundamentales para el diagnóstico.

D. El diagnóstico de infección articular protésica se puede establecer con 2 cultivos dentro del espacio articular que muestra el mismo organismo.

E. La prueba más confiable para diferenciar una infección cutánea superficial de una infección articular periprotésica dentro de las primeras 6 semanas después de la operación es el recuento de glóbulos blancos en suero.

#79

Respuesta: D

<u>A diferencia de las infecciones de las articulaciones nativas, las infecciones articulares periprotésicas no tienen el mismo nivel de urgencia ya que no hay cartílago intraarticular para destruir.</u> A menos que el paciente sea inestable hemodinámicamente debido a la sepsis, los antibióticos empíricos deben posponerse hasta que se pueda realizar el estudio apropiado. Una alta sospecha clínica o elevación de la VSG o PCR requiere aspiración articular. La ortopedia debe consultarse antes de la aspiración. El líquido sinovial con >3.000 WBC / µL y >80% de neutrófilos apunta a una infección periprotésica; el límite es mayor durante el período postoperatorio temprano (dentro de las 6 semanas de la cirugía). Durante este período, una PCR >100 mg / L es útil para diferenciar una infección cutánea superficial de una infección periprotésica. Aunque no se recomienda obtener cultivos de senos drenantes, <u>la presencia de un seno drenante es indicativa de una infección periprotésica</u>, como lo es la presencia de dos cultivos positivos del espacio articular que desarrollan el mismo organismo.

• Luthringer TA et al. Periprosthetic joint infection after hip and knee arthroplasty: a review for emergency care providers. Ann Emerg Med 2016; 68:324-334.

#80

Un paciente sufre una laceración en el dedo anular izquierdo cerca de la articulación DIP volar con un cuchillo de filete mientras limpiaba los pezcados. En el examen, él tiene fiebre, y el dedo anular izquierdo está hinchado circunferencialmente con una laceración transversal volar de 1,5 cm cerca de la DIP. Hay una sensibilidad exquisita sobre toda la vaina del tendón flexor. Los movimientos activos y pasivos son dolorosos y limitados. Las declaraciones VERDADERAS sobre la tenosinovitis flexora infecciosa y las infecciones de las manos incluyen ¿cuál de las siguientes?

A. Las infecciones de la vaina del tendón flexor no se extienden a la muñeca o el antebrazo.

B. Los signos de Kanavel incluyen sensibilidad de la vaina flexora e hinchazón circunferencial, así como dolor con estiramiento pasivo y postura flexionada.

C. Los tendones flexores de los tres dígitos centrales se comunican directamente con las vainas extensoras.

D. *Vibrio vulnificus* generalmente causa una infección crónica indolente.

E. Las especies de *Mycobacterium* típicamente causan infecciones rápidamente progresivas, a menudo resultando en shock séptico.

#80

Respuesta: B

Los cuatro signos de Kanavel para tenosinovitis infecciosa de los flexores incluyen <u>sensibilidad a lo largo de la vaina del tendón flexor, tumefacción fusiforme (un "dígito de salchicha"), dolor con extensión pasiva y postura flexionada del dedo afectado</u>. Las infecciones de la vaina del tendón flexor pueden rastrear hasta la muñeca y el antebrazo. Los dedos segundo a cuarto (dedo índice, medio y anular) tienen cada uno una vaina del tendón flexor discreta, mientras que la vaina del tendón flexor del pulgar se comunica con la bolsa radial y la vaina del tendón flexor del dedo pequeño se comunica con la bolsa cubital. La contaminación con agua de mar puede provocar infecciones por *Streptococcus iniae*, especies de *Aeromonas*, *Mycobacterium marinum*, *Vibrio vulnificus* y otras bacterias transmitidas por el agua. *Vibrio vulnificus* puede causar infecciones rápidamente progresivas mientras que las especies de micobacterias son más indolentes.

- Scully EP, et al. Just a cut. Clinical problem solving. NEJM 2016; 375:1780-1786.

Pediatría

#81

Un varón de 5 años presenta una erupción en la cara y en los brazos. Las declaraciones VERDADERAS sobre infecciones pediátricas de piel y tejidos blandos incluyen ¿cuál de las siguientes?

A. *Pseudomonas* no causa celulitis.

B. El impétigo no se manifiesta en forma bullosa.

C. Ectima solo involucra la epidermis.

D. El impétigo generalmente se resuelve en 2-3 semanas, incluso sin tratamiento.

E. No hay beneficio en el uso de clindamicina para pacientes con síndrome de shock tóxico.

#81

Respuesta: D

Muchos patógenos diferentes pueden causar SSTI. *Staph aureus* y estreptococo del grupo A (GAS) son los más comunes. El impétigo puede ser bulloso o no ampollar, y el 70% del impétigo no es bulloso. El impétigo no complicado generalmente se resuelve en 2-3 semanas sin tratamiento; sin embargo, debe tratarse con mupirocina tópica para disminuir la propagación de la enfermedad y aumentar las tasas de curación. <u>Ectima implica todo el grosor de la dermis y por lo general se presenta con ulceraciones encostradas y márgenes elevados, que pueden confundirse con quemaduras de cigarrillo</u>. Ectima también debe tratarse con mupirocina tópica inicialmente, y antibióticos orales si eso falla. El síndrome de shock tóxico estreptocócico (SST) requiere el aislamiento de GAS del cuerpo, hallazgos de laboratorio consistentes con daño de órganos terminales y / o hallazgos clínicos de necrosis o descamación de tejidos blandos. Los pacientes con SST deben recibir clindamicina, ya que puede suprimir la producción de toxinas y citocinas.

- Sanders JE, Garcia SE. Evidence-based management of skin and soft-tissue infections (SSTI) in pediatric patients in the emergency department. Pediatric Emergency Practice 2015; 12:2.

#82

Un niño de 4 meses de edad es traído por su madre porque parecía estar cojera cuando ella regresó a casa y alivió a la niñera. El examen físico es normal, excepto la disminución del tono muscular y un hematoma de 1 cm en la mejilla izquierda. Las declaraciones VERDADERAS sobre el abuso físico de niños incluyen ¿cuál de las siguientes?

A. Los niños con abuso físico pueden presentar inespecíficamente vómitos, convulsiones, flacidez, alteración del nivel de conciencia, apnea o mala alimentación.

B. El tratamiento para un niño con sospecha de abuso físico no justifica ninguna prueba de laboratorio o imágenes radiográficas.

C. Las hemorragias retinianas son muy raras (<5% de las veces) observadas en traumatismos craneales abusivos.

D. Los médicos no tienen el mandato de informar a los servicios de protección infantil en algunos estados.

E. Es más probable que las caídas causen moretones sobre las manos, las nalgas y el trasero, en lugar de sobre las prominencias óseas, como la frente y las canillas.

#82

Respuesta: A

Los niños con abuso físico pueden presentar de forma no específica vómitos, convulsiones, hipotonía, alteración del nivel de conciencia, apnea o mala alimentación. Los signos que son bastante específicos para el trauma no accidental (TNA) incluyen hematomas a prominencias no óseas, especialmente en bebés no ambulatorios, fracturas de costillas, lesiones metafisarias (fracturas de astillas o fracturas de asa de cubo) y un frenillo roto. Los médicos son informadores obligatorios para los servicios de protección infantil si existe sospecha de TNA en todos los estados. El tratamiento debe incluir un examen físico completo que incluya un examen fundoscópico para buscar hemorragias retinianas (que se encuentran en la mayoría de los bebés con traumatismo craneoencefálico), un examen esquelético, control de enzimas hepáticas y pancreáticas para evaluar el trauma abdominal oculto e imágenes del cerebro.

- Berkowitz C. Physical abuse of children. New Engl J Med 2017; 376:1659-66.

83

Los paramédicos traen a un paciente pediátrico después de un episodio de inconsciencia y apnea. Está entreteniendo el diagnóstico de un evento breve sin explicación resuelto (BRUE). Las declaraciones VERDADERAS sobre BRUE incluyen ¿cuál de las siguientes?

A. BRUE aplica a niños entre las edades de 1-3 años.

B. BRUE divide a los pacientes en 4 categorías: muy bajo riesgo, bajo riesgo, riesgo intermedio y alto riesgo.

C. Las recomendaciones de la Academia Estadounidense de Pediatría (AAP) solo se aplican a pacientes de alto riesgo.

D. Si este paciente tiene 45 días de edad, entonces el paciente no calificaría como un BRUE de bajo riesgo.

E. Si el paciente es de bajo riesgo, la AAP recomienda obtener estudios de ERGE para pacientes ambulatorios.

＃83

Respuestas: D

Un evento breve sin explicación resuelta (BRUE) se usa para describir un evento que ocurre en un niño <u>menor de 1 año con un episodio repentino, breve y ahora resuelto de al menos uno de los siguientes: 1) cianosis o palidez; 2) respiración anormal, 3) cambio marcado en el tono; o 4) nivel alterado de receptividad</u>. Es un diagnóstico de exclusión y las pautas de AAP separan a los pacientes en grupos de menor riesgo y de mayor riesgo según la historia y el estado físico. <u>Los criterios de bajo riesgo incluyen: a) tener más de 60 días si nació a término, b) no haber tenido eventos similares previos, c) la duración de los síntomas debe ser <1 minuto, d) no se proporcionó reanimación cardiopulmonar por un médico capacitado proveedor, y e) no hay características de examen físico o histórico</u>. La AAP recomienda no laboratorios, punción lumbar, orina, cultivos, estudios de ERGE, etc. para los pacientes de menor riesgo. Indican que el proveedor puede considerar la prueba de pertussis, un ECG, monitoreo breve de oximetría de pulso y observaciones en serie. En última instancia, los padres deben ser educados acerca de BRUE, y la toma de decisiones compartida debe guiar la evaluación, la disposición y el seguimiento.

- Tider JS et al. Brief resolved unexplained events (formerly apparent life-threatening events) and evaluation of lower-risk infants. Pediatrics 2016; volume 137.

Un varón de 2 años se cayó de una ventana de 2 pisos y tiene un GCS pediátrico de 6. Fue testigo de haber perdido la conciencia, seguido de una postura y un ataque tónico clónico generalizado. ¿Cuál de las siguientes afirmaciones sobre lesión cerebral traumática (LCT) pediátrica son VERDADERAS?

A. Si el paciente tiene una lesión axonal difusa, la TC suele ser normal.

B. Cuando se prepara para intubar al paciente, el pretratamiento con atropina es obligatorio para evitar la bradicardia.

C. La PaCO2 ideal en pacientes pediátricos es 30-35 mmHg.

D. La hipoxia es el pronosticador más poderoso de los resultados pobres en pacientes pediátricos

E. La administración de solución salina hipertónica se asocia con insuficiencia hepática y edema cerebral.

#84

Respuesta: A

Las lesiones traumáticas de alto mecanismo pueden causar cizallamiento y estiramiento neuronal, lo que lleva a una lesión axonal difusa (DAI). Los bebés tienen un mayor riesgo de DAI debido a su tamaño de cabeza más grande, músculos del cuello más débiles y mayor espacio dentro de su cerebro. La tomografía computarizada generalmente es normal en DAI.

La atropina ya no se recomienda para intubaciones pediátricas, especialmente en lesiones cerebrales traumáticas graves (LCT), donde puede alterar los reflejos pupilares e inducir una bradicardia refleja (signos de hernia inminente). Los pacientes con LCT deben mantenerse normocápnicos, ya que la hipercapnia puede aumentar la presión intracraneal (PIC). La hiperventilación para lograr hipocapnea (PaCO2 30-35 mmHg) solo debe usarse en pacientes con hernia inminente. La hipoxia y, en mayor grado, la hipotensión dan como resultado una supervivencia disminuida en LCT. 7 cc / kg de HTS al 3% administrados durante 5-10 minutos pueden ayudar a disminuir la PIC del paciente; sin embargo, el uso prolongado puede causar hipernatremia, desmielinitis pontina central y lesión renal aguda (IRA).

- Morrissey K, Fairbrother H. Severe traumatic brain injury in children: an evidence based review of ED management. Pediatric EM Practice 2016; 13:10.

\#85

Un bebé de 3 meses presenta tos, taquipnea y aumento del esfuerzo respiratorio. El paciente fue hospitalizado a los 2 meses de edad por bronquiolitis por VRS. En el examen, el paciente tiene aleteo nasal, intercostal, subcostal y supraclavicular, así como estertores inspiratorios y sibilancias espiratorias. Sospecha que el paciente tiene bronquiolitis. Las declaraciones VERDADERAS sobre la bronquiolitis incluyen ¿cuál de las siguientes?

A. El VSR es el único virus que causa bronquiolitis.

B. El puntaje de bronquiolitis es el mejor medio para arriesgar a estratificar a un paciente en cuanto a si la admisión está justificada.

C. Como el paciente ya tuvo VRS, no puede volver a tenerlo.

D. Los agonistas beta y glucocorticoides no son recomendados.

E. La succión profunda se debe usar de forma rutinaria en el tratamiento de la bronquiolitis.

#85

Respuesta: D

La bronquiolitis es un término utilizado para describir el primer episodio de sibilancias en los bebés, causado por la inflamación del tracto respiratorio inferior. Los puntajes de bronquiolitis no son confiables para predecir la necesidad de intubación o cuidados intensivos. Mientras que el VRS es el organismo predominante en 50 - 80% de los pacientes hospitalizados con bronquiolitis, muchos otros virus pueden causar bronquiolitis. La edad es el mayor predictor de bronquiolitis grave y 2/3 de todas las hospitalizaciones por bronquiolitis ocurren en pacientes menores de 5 meses. La apnea es una presentación común en los primeros dos meses de vida, especialmente en recién nacidos prematuros. Los brotes de bronquiolitis alcanzan su máximo de enero a febrero. El tratamiento es de apoyo, ya que no existe una terapia efectiva que acorte el curso. La AAP recomienda: 1) que NO se soliciten rutinariamente estudios diagnósticos y de laboratorio de diagnóstico de NO, 2) que los broncodilatadores y corticosteroides NO se utilicen habitualmente, y 3) que se administre oxígeno suplementario si las saturaciones de O2 caen constantemente por debajo del 90%. Aunque la succión nasofaríngea puede aliviar los síntomas, no se recomienda la succión profunda de rutina. Pavilizumab, un anticuerpo monoclonal contra el RSV, debe administrarse de forma profiláctica a los bebés nacidos <29 semanas de gestación o con cardiopatía isquémica aciana.

- Meissner HC. Viral bronchiolitis in children. NEJM 2016; 374:62-72.

La madre de un niño de 8 días trae a su bebé para que lo evalúen en busca de letargo y "respiración rápida". El bebé nació a término, fue entregado en casa por una partera y hubo poco cuidado prenatal. Él ha tenido una tolerancia reducida a sus alimentaciones en las últimas 48 horas. La madre niega cualquier síntoma infeccioso. La frecuencia cardíaca es de 194 lpm, la frecuencia respiratoria es de 56 respiraciones / min, las saturaciones son del 92% en el aire ambiente y el paciente está afebril. Tiene poca recarga capilar, es letárgico y tiene una apariencia cenicienta. No hay murmullo. Las declaraciones VERDADERAS sobre la enfermedad cardíaca congénita incluyen ¿cuál de las siguientes?

A. La ausencia de un urmullo excluye la cardiopatía congénita como diagnóstico.

B. El 100% de saturación debe ser el objetivo para todos los pacientes con cardiopatía congénita.

C. Una prueba de hipoxia, donde se retiene el oxígeno del paciente durante 3 minutos, se puede realizar para ayudar a distinguir la patología respiratoria de la cardiaca como la etiología de la hipoxia.

D. Las cardiopatías congénitas dependientes de los
    conductos generalmente se presentan en el DE con shock
    y mala perfusión.

E. Las lesiones que resultan en una sobre circulación
    pulmonar que conduce a insuficiencia cardíaca
    congestiva generalmente se desarrollan en la primera
    semana de vida como resultado del aumento en
    resistencia vascular pulmonar.

#86

Respuesta: D

La enfermedad cardíaca congénita (CHD) que es
dependiente de los conductos generalmente se presenta en el
DE con shock y mala perfusión. Mientras que el conducto
arterioso se cierra, estos pacientes pueden presentar shock,
cianosis, taquipnea, edema pulmonar o simplemente mala
alimentación y letargo. Estos típicamente surgen de defectos
obstructivos del lado izquierdo (coartación, síndrome del
corazón izquierdo hipoplásico (SCIH), estenosis aórtica
crítica (EA), etc.) y se presentan dentro de las primeras
semanas de vida. Los pacientes con CHD no siempre
producen un murmullo y rara vez tienen edema periférico,
pero pueden tener un hígado agrandado. Estos neonatos con
lesiones ductales-dependientes deben tener una saturación
de oxígeno dirigida del 90-95%, ya que se desconoce la línea
de base y la hiperoxia puede causar vasodilatación
pulmonar y causar un aumento del edema pulmonar con
disminución de la perfusión y aumento de la derivación de
izquierda a derecha.

Las lesiones cianóticas de CHD incluyen el retorno venoso
pulmonar anómalo total, la transposición de las grandes

arterias, el tronco arterioso, la atresia tricúspide y la tetralogía de Fallot. <u>La prueba de hiperoxia puede ayudar a determinar si la hipoxia es causada por una patología pulmonar o cardíaca</u>. El paciente recibe oxígeno al 100% durante 10 minutos. La oxigenación se vuelve a evaluar y, si la causa es pulmonar, el pulso debe aumentarse por lo menos un 10%, mientras que las etiologías cardíacas no deben aumentar en un 10%. La resistencia vascular pulmonar es alta durante el nacimiento y se disminuye durante el primer mes de vida. Mientras que la resistencia se disminuye, la derivación de izquierda a derecha aumenta y los signos y síntomas de insuficiencia cardíaca congestiva generalmente se desarrollan durante el 2.° y 3.° mes de vida.

- Judge P, Meckler G. Congenital heart disease in pediatric patients: recognizing the undiagnosed and managing complications in the emergency department. Pediatric emergency medicine practice. 2016; vol 13, number 5.

#87

Un niño de 8 años presenta vómitos y diarrea intensos. La madre informa que ha estado con un paciente que también ha estado tomando recientemente antiinflamatorios no esteroideos (AINE) para "dolores de crecimiento". Obtiene laboratorios en el paciente y descubre que su creatinina es de 2.0 mg / dL. Las declaraciones VERDADERAS sobre la lesión renal aguda (LRA) pediátrica incluyen ¿cuál de las siguientes?

A. La causa de la insuficiencia renal es probablemente la deshidratación prerrenal, y no hay posibilidad de que exista una superposición con las otras subdivisiones de LRA, como la LRA intrínseca o postrenal.

B. El acetaminofén no causa LRA pediátrico.

C. Si se encuentra que la LRA de este niño es compatible con el síndrome urémico hemolítico (SHU), la terapia para esto es la reanimación de volumen y cuidado de apoyo

D. La vasodilatación es un mecanismo clave de la LRA inducida por rabdomiólisis.

E. La trombosis de la vena renal, una causa posrenal de
    LRA, se asocia comúnmente con varios estados de
    enfermedad nefrítica.

#87

Respuesta: C

La lesión renal aguda (LRA) puede ser causada por una lesión prerrenal, intrínseca y posrenal. La LRA prerrenal es la causa más frecuente de LRA en pacientes pediátricos. Los AINE inhiben la síntesis de prostaglandinas, que es esencial para preservar la perfusión renal en un ambiente hipovolémico. La LRA intrínseca es causada por daño al riñón por daño glomerular, tubular o intersticial, exposición nefrotóxica y daño vascular. Se ha demostrado que el acetaminofén causa una lesión intrínseca in vitro al inducir la apoptosis de las células tubulares. El síndrome urémico hemolítico (SUH) es la enfermedad renal primaria más común en pediatría. Es descrito clásicamente por la tríada de trombocitopenia, anemia hemolítica microangiopática y LRA. Comúnmente es causada por bacterias productoras de toxina Shiga. La expansión temprana del volumen puede disminuir la incidencia de LRA en el SUH; ninguna otra intervención ha demostrado disminuir la necesidad de diálisis. La rabdomiolisis causa LRA a través de obstrucción tubular y lesión tubular a través de la liberación de radicales libres. Además, la mioglobina puede provocar vasoconstricción renal, no vasodilatación. <u>Aunque la trombosis de la vena renal es una causa posrenal de LRA, es una complicación conocida del síndrome nefrótico y no de la enfermedad nefrítica.</u>

- Mohrer D, et al. Acute kidney injury in pediatric patients: diagnosis and management in the ED. Pediatric EM practice 2017; 14, no.5.

#88

Con respecto al bebé febril saludable, ¿cuál de las siguientes afirmaciones es VERDADERA?

A. La presencia de una infección viral excluye efectivamente las infecciones del tracto urinario en este niño de menos de 2 años que aparece bien.

B. Para hacer el diagnóstico de una infección del tracto urinario, todo lo siguiente debe ser positivo: esterasa leucocitaria, nitritos y tinción de Gram.

C. En el niño que parece estar bien y que tiene entre 2 meses y 2 años de edad con fiebre y no hay una fuente obvia de examen, debe solicitarse una radiografía de tórax en todos los casos.

D. En un niño de 2 meses a 2 años de edad completa que presenta fiebre y sibilancias con una alta probabilidad de bronquiolitis, los médicos no deben solicitar una radiografía de tórax.

E. En un lactante febril bien nacido de 29 a 90 días a término, en quien se pospone la punción lumbar, se deben administrar antibióticos.

#88

Respuesta: D

Las recomendaciones clínicas actuales son:

"Los bebés y niños con mayor riesgo de infección del tracto urinario incluyen mujeres menores de 12 meses, hombres no circuncidados, raza no negra, fiebre de más de 24 horas, fiebre alta (>39°C), prueba negativa para patógenos respiratorios y ninguna fuente obvia de infección Aunque la presencia de una infección viral disminuye el riesgo, no se ha demostrado que ninguna característica clínica excluya de manera efectiva la infección del tracto urinario.

Los médicos pueden usar un resultado de prueba positivo para cualquiera de los siguientes para realizar un diagnóstico preliminar de infección del tracto urinario en pacientes febriles de 2 meses a 2 años: esterasa de leucocitos en orina, nitritos, recuento de leucocitos o tinción de Gram.

En bebés febriles y niños de 2 meses a 2 años con un análisis de orina con tira reactiva negativa en el que aún se sospecha infección del tracto urinario, obtenga un cultivo de orina.

En los lactantes inmunocompetentes y los niños de 2 meses a 2 años que presentan fiebre (>38°C) y no hay una fuente evidente de infección, los médicos deben considerar obtener una radiografía de tórax para aquellos con tos, hipoxia, estertores, fiebre alta (>39°C), fiebre de más de 48 horas, o taquicardia y taquipnea desproporcionadas a la fiebre.

En los lactantes inmunocompetentes y los niños de entre 2 meses y 2 años que presentan fiebre (>38°C) y sibilancias o una alta probabilidad de bronquiolitis, los médicos no deben solicitar una radiografía de tórax.

En un niño febril bien nacido de 29 a 90 días diagnosticado con una enfermedad viral, el aplazamiento de la punción lumbar es una opción razonable, dado el menor riesgo de meningitis. Cuando se difiere la punción lumbar en el lactante febril de buena apariencia a término de 29 a 90 días, se deben suspender los antibióticos a menos que se identifique otra fuente bacteriana".

- LLSA 2018 – Mace SE, et al. Clinical policy for well-appearing infants and children younger than 2 years of age presenting to the emergency department with fever. Ann Emerg Med 2016; 67:625-639.

#89

Un niño de año y medio que estaba en un asiento de seguridad y fue llevado por paramédicos después de un choque de alta velocidad donde el vehículo que se aproxima golpeó el costado del vehículo donde estaba sentado el bebé. El niño tiene un GCS de 8 y tiene una gran anormalidad en el fémur derecho y el brazo derecho. Las declaraciones VERDADERAS sobre el manejo de las vías respiratorias de este niño incluyen ¿cuál de las siguientes?

A. Es probable que su vía aérea sea más larga y más posterior que en el adulto.

B. El tamaño apropiado del tubo con manguito sería de 4,0 mm.

C. Si se usa etomidato, no habría necesidad de proporcionar un agente analgésico porque el etomidato tiene propiedades analgésicas.

D. Si usa propofol, no hay necesidad de proporcionar un analgésico porque el propofol tiene propiedades analgésicas.

E. El tubo endotraqueal (ETT) debe avanzar a 16 cm en la línea de la encía.

#89

Respuesta: B

En niños <10 años de edad, la vía aérea es más corta y más anterior. Son rápidos para desaturarse debido a sus mayores requerimientos de oxígeno debido a sus mayores tasas metabólicas. Se debe evitar la hipoxia ya que incluso las desaturaciones transitorias pueden provocar un paro cardíaco en los niños.

Ni el etomidato ni el propofol tienen propiedades analgésicas, mientras que la ketamina sí lo tiene. La dosis recomendada de succinilcolina es de 2 mg / kg IV (<2 años de edad). Fórmulas pediátricas de tamaño ETT: (edad/4) + 4 para tubos sin manguito y (edad/4) + 3.5 para tubos con manguito. La intubación del tronco principal es una complicación común de la intubación de secuencia rápida pediátrica (RSI). El ETT debe asegurarse en la encía a una profundidad de tamaño de ETT x3, aunque los neonatos solo pueden requerir que el tubo avance 2,5 cm.

- Sulton CD, Taylor TR. The pediatric airway and rapid sequence intubation in trauma. Trauma Reports 2017; 18(6).

Psiquiatría

#90

Una mujer de 35 años que está en el tercer día de posparto de un parto vaginal afirma que está cada vez más deprimida. Se siente abrumada y no ha podido dormir el último día. Las declaraciones VERDADERAS sobre la depresión posparto incluyen ¿cuál de las siguientes?

A. El tratamiento farmacológico de primera línea incluye benzodiazepinas.

B. "Decaimiento posparto" difiere de la depresión posparto en que típicamente alcanza un máximo entre 2 y 5 días después del parto, mientras que la depresión posparto requiere 2 semanas de síntomas.

C. El proveedor no debe preguntarle al paciente directamente sobre ideación suicida o pensamientos sobre dañar al bebé.

D. "Decaimiento posparto" típicamente progresará a la depresión posparto.

E. La lactancia está contraindicada si el paciente toma sertralina para el tratamiento de la depresión posparto.

#90

Respuesta: B

El "decaimiento posparto" incluye síntomas depresivos leves (llanto, estado de ánimo lábil, tristeza, irritabilidad) que alcanzan su punto máximo entre los días 2-5 posparto y ocurren en la mayoría de las nuevas madres. No causan problemas graves o psicosis y comienzan a resolverse espontáneamente en 2 semanas. Los síntomas que persisten o se vuelven más graves pueden convertirse en depresión posparto, un episodio depresivo mayor que comienza durante el embarazo o dentro de las primeras cuatro semanas posteriores al parto.

<u>La historia debe incluir preguntas sobre el abuso de sustancias, la violencia de pareja y el apoyo social</u>. A las madres se les debe preguntar directamente sobre ideación suicida o pensamientos de dañar a su bebé o a cualquier otra persona, y una respuesta positiva requiere una referencia psiquiátrica emergente. La evaluación de laboratorio puede incluir una hemoglobina y TSH. Como menos del 10% de la dosis de inhibidor de la recaptación de serotonina (ISRS) materna (por ejemplo, sertralina) pasa a la leche materna, <u>los</u>

<u>ISRS se consideran generalmente seguros en mujeres lactantes.</u>

- Stewart DE et al. Postpartum depression. N Engl J Med 2016; 375:2177-2186.

#91

Una mujer de mediana edad presenta pensamientos vagos sobre el suicidio. Ella no tiene intentos previos, no tiene un historial de estado de ánimo o trastorno de ansiedad y no tiene un plan de suicidio. Ella afirma que su religión no le permitiría llevar a cabo ningún plan, y que tiene un fuerte sistema de apoyo. Ella está calmada y proporciona una historia lineal de por qué se ha sentido deprimida. Con respecto al manejo de pacientes suicidas en el departamento de emergencia, ¿cuál de las siguientes es VERDADERO?

A. La Comisión Conjunta ya no exige exámenes de detección de suicidio para las personas con trastornos emocionales o de conducta primarios debido a la alta tasa de falsos positivos.

B. Un pequeño subconjunto de pacientes con pensamientos o comportamientos suicidas puede ser manejado por el proveedor de DE y dado de alta sin una consulta de salud mental.

C. Se requiere un nivel de alcohol <150 mg / dl en el paciente antes de poder evaluar adecuadamente el riesgo de suicidio del paciente.

D. Se puede realizar una evaluación de riesgo de suicidio en un paciente que está severamente intoxicado con metanfetaminas y alcohol.

E. Las "leyes mordaza" estatales prohíben a los médicos preguntar sobre el acceso a armas de fuego.

've#91

Respuesta: B

El examen y la evaluación suicida por estrategias de selección universales o específicas es un mandato de la Comisión Conjunta. Pacientes suicidas de muy bajo riesgo (sin antecedentes significativos de enfermedad mental o abuso de sustancias, sin intento de suicidio previo, sin intención o plan de suicidio, y no agitados o irritables) pueden ser dados de alta sin consulta de salud mental. Sin embargo, la mayoría de los pacientes necesitarán una evaluación de riesgo completa, que no se puede realizar si un paciente está intoxicado. Los límites de nivel de alcohol en la sangre para la sobriedad no son compatibles con ninguna literatura. <u>La herramienta de Evaluación y Clasificación de Cinco Pasos de la Evaluación del Suicidio (SAFE-T, por sus siglas en inglés) puede ayudar a guiar al proveedor de DE a través de una evaluación integral de riesgos si un asesor de salud mental no está disponible.</u> Los médicos no están prohibidos por las "leyes mordaza" del estado al pedirles a los pacientes suicidas sobre el acceso domiciliario a medios letales y deben aconsejar a los pacientes sobre la reducción del acceso a armas de fuego durante una crisis.

Los expertos prefieren el término, "evaluación médica enfocada", más que "autorización médica", ya que esto último implica una falta de problemas médicos. El beneficio clínico no se ha demostrado mediante pruebas de laboratorio de rutina, estudios radiográficos o pruebas toxicológicas.

- LLSA 2018 - Betz ME, Boudreaux ED. Managing suicidal patients in the emergency department. Ann Emerg Med 2016; 67: 276-282.

Pulmonar

#92

Una mujer de 30 años con exacerbaciones recurrentes de asma se presenta para su tercera visita en 3 semanas. Ella es vista por un neumólogo, y ella está en un inhalador de esteroides, un beta-agonista de acción prolongada y un modificador de leucotrienos. Las declaraciones VERDADERAS sobre el asma severa incluyen ¿cuál de las siguientes?

A. Si ella ha sido intubada en el pasado, esto cumpliría la definición de un paciente con asma grave.

B. Si ha estado en el DE más de 2 veces al mes durante los últimos 6 meses, cumpliría con la definición de asma grave.

C. Los problemas psicosociales, incluida la ansiedad y la depresión, son comunes en pacientes con asma grave y se asocian con tasas de exacerbaciones y visitas al DE que son al menos 5 veces más altas que las de los pacientes con asma pero sin problemas psicosociales.

D. Los asmáticos con una superposición con la EPOC generalmente tienen menos complicaciones y son más fáciles de tratar.

E. Los nuevos tratamientos para el asma implican el tratamiento amplio de diferentes manifestaciones clínicas con el mismo enfoque.

#92

Respuesta: C

Los pacientes con asma severa no se controlan a pesar del tratamiento con dosis altas de glucocorticoides inhalados y otros medicamentos de control, o el paciente requiere tratamiento con esteroides sistémicos durante más de la mitad del año. Los cambios estructurales en las vías respiratorias ocurren en el asma grave, y los pacientes pueden clasificarse en varios fenotipos en función de su tipo predominante de células inflamatorias. Varias nuevas terapias dirigidas (anti-IgE, anti-interleucina) para el asma grave están disponibles y su aplicación se basa en una evaluación de las características clínicas y biomarcadores como el conteo de eosinófilos en sangre, la excreción fraccional de óxido nítrico y los niveles de IgE. <u>Los fumadores con asma grave pueden presentar características clínicas de EPOC y asma (llamado superposición asma-EPOC) y tener una mayor morbilidad y tasa de uso de la atención médica.</u> Los problemas psicosociales son comunes en pacientes con asma grave y se asocian con una mayor tasa de visitas al DE y exacerbaciones.

- Israel E, Reddel HK. Severe and difficult to treat asthma in adults. NEJM 2017; 377:955-976.

#93

Al considerar la disposición (ingreso, alta u observación) de un paciente con una exacerbación de asma, ¿cuál de los siguientes resultados de la prueba sería más útil para guiarlo en la determinación de la disposición de un paciente con una exacerbación de asma?

A. Glóbulos blancos

B. Hemoglobina

C. Ácido láctico

D. Potasio sérico

E. Ninguna de las anteriores

#93

Respuesta: E

La leucocitosis e hiperlactatemia pueden ocurrir en el contexto de una exacerbación aguda del asma, pero no ayudan en el juicio clínico para la disposición del paciente. Los pacientes en tratamiento con esteroides pueden tener recuentos de glóbulos blancos normales o elevados. Un lactato elevado puede ser secundario al tratamiento con albuterol o al aumento del trabajo respiratorio. Los electrolitos séricos no se alteran en las exacerbaciones sin corticosteroides, diuréticos o terapia agonista beta-2 agresiva en el contexto de una enfermedad cardiovascular. Los tratamientos frecuentes con albuterol pueden causar hipocalemia transitoria, hipomagnesemia e hipofosfatemia sin importancia clínica.

- Nowak RM, Tokarski GF. Asthma. In: Walls R, Hockberger R, Gausche-Hill M. Rosen's Emergency Medicine: Concepts and Clinical Practice, 2-Volume Set. Saunders W.B.; 2017.

#94

Una mujer de 23 años presenta dificultad para respirar. Ella fue dada de alta del hospital hace una semana después de 10 días de intubación después de un accidente grave en un vehículo motorizado. El examen es notable para el estridor inspiratorio leve. ¿Cuál de los siguientes es FALSO con respecto a la estenosis traqueal?

A. Por lo general, es causada por presiones del manguito del tubo endotraqueal alto (ETT) que exceden las presiones capilares medias en la mucosa traqueal (alrededor de 20 cm H2O).

B. Por lo general, se presenta a las 8-12 semanas DESPUÉS de la extubación.

C. Las pruebas de función pulmonar (PFT) pueden demostrar un patrón obstructivo de la vía aérea superior.

D. El diagnóstico definitivo se puede hacer mediante broncoscopia y laringoscopia.

E. Puede requerir resección quirúrgica o colocación de stent.

#94

Respuesta: B

La estenosis traqueal generalmente causa disnea sintomática dentro de las 5 semanas de la extubación, y las PFP pueden mostrar una obstrucción de la vía aérea superior. La estenosis traqueal se produce cuando las presiones altas del manguito ETT exceden las presiones capilares medias de la mucosa traqueal y causan erosión, destrucción de la arquitectura traqueal y necrosis. El diagnóstico se puede hacer mediante broncoscopia o laringoscopia, o TC helicoidal con broncoscopia virtual. En última instancia, la estenosis traqueal puede requerir colocación de un stent o resección quirúrgica.

- Martin LD, Mhyre JM, Shanks AM, et al. 3,423 emergency tracheal intubations at a university hospital: airway outcomes and complications. Anesthesiology 2011; 114:42.

Renal y Vascular

#95

Un paciente en el DE se está volviendo progresivamente hipotenso por shock séptico, a pesar de la reanimación con líquidos, antibióticos y vasopresores. Usted cree que el paciente necesitará un catéter venoso central para un manejo óptimo. De acuerdo con el estudio 3SITES, ¿cuál de las siguientes afirmaciones es VERDADERA con respecto a los sitios de inserción del cateterismo venoso central?

A. La importancia de la trombosis venosa profunda relacionada con el catéter es controvertida, ya que solo las trombosis en la vena femoral tienen el potencial de embolizar.

B. El estudio 3SITES fue un estudio multicéntrico realizado en los Estados Unidos para determinar el riesgo de infección del torrente sanguíneo relacionada con el catéter o trombosis venosa profunda (TVP) relacionada con el catéter sintomático en pacientes adultos.

C. El estudio encontró que el resultado compuesto de la infección relacionada con el catéter o la trombosis venosa profunda fue mayor en el sitio de la vena subclavia.

D. El estudio encontró que las complicaciones mecánicas,
    como los neumotórax, eran más comunes en la yugular
    interna.

E. El riesgo de infección relacionada con el catéter o TVP
    fue mayor en los grupos femoral y yugular en
    comparación con el sitio subclavio, pero el riesgo en el
    grupo femoral y yugular fue similar entre sí.

95

Respuesta: E

El estudio 3SITES fue un ensayo de control aleatorizado multicéntrico. El resultado primario fue una complicación importante relacionada con el catéter: el criterio de valoración compuesto de la infección del torrente sanguíneo relacionada con el catéter o la TVP sintomática.

El <u>riesgo de complicaciones mayores relacionadas con el catéter fue mayor en los grupos femoral y yugular que en el grupo subclavio,</u> y el riesgo en los grupos femoral y yugular fue similar. Sin embargo, <u>hubo menos complicaciones mecánicas (por ejemplo, neumotórax, punción arterial) en el grupo femoral que en el grupo subclavio</u>. Estos hallazgos concuerdan con la recomendación de los CDC de "utilizar un sitio subclavio, en lugar de un sitio yugular o femoral".

- 2018 LLSA - Parienti JJ et al. Intravascular complications of central venous catheterization by insertion site. NEJM 2-15;373:1220-1229.
- O'Grady NP, Alexander M, Burns LA, et al. Guidelines for the prevention of intravascular catheter-related infections. Am J Infect Control2011;39:Suppl 1:S1-S34

#96

Un paciente con ESRD presenta un estado mental alterado y el monitor muestra una bradicardia compleja y amplia. Sospechas hipercalemia y el laboratorio de atención confirma tu sospecha. En el tratamiento de la hipercalemia, ¿cuál de los siguientes es VERDADERO?

A. El cloruro de calcio puede requerir 3 veces la dosis de gluconato de calcio.

B. El bicarbonato sódico se considera la terapia de primera línea para todos los pacientes con hipercalemia, independientemente del estado ácido-base.

C. La dextrosa y la insulina pueden reducir el nivel de potasio corporal total en aproximadamente 2 mEq.

D. El albuterol disminuye el potasio corporal total en aproximadamente 2 mEq.

E. El comienzo de la acción para poliestireno sulfonato sódico (SPS) se produce a las 2 horas después de la ingestión con el pico de inicio de acción a las 6 horas.

#96

Respuesta: E

El poliestireno sulfonato sódico (SPS) solo debe usarse para el tratamiento subagudo de la hipercalemia en pacientes seleccionados, ya que tiene un tiempo de inicio lento y se ha demostrado que se asocia con necrosis intestinal. El calcio estabiliza las membranas cardíacas y tiene un inicio de acción de < 3 minutos y una duración de acción de 30-60 minutos. La dosis de gluconato de calcio es tres veces mayor que la del cloruro de calcio.

El bicarbonato sódico, la dosis alta de albuterol (10-20 mg en 10 min) y la dextrosa/insulina no alteran el potasio corporal total. El bicarbonato de sodio solo debe usarse en pacientes con acidemia y la dosis es de 50-100 mEq. Las dosis altas de albuterol y dextrosa/insulina activan la bomba Na+/K+ ATPase. Con un inicio de acción de 15-30 minutos, el albuterol se debe usar con precaución en pacientes con enfermedad cardiovascular. La dextrosa y la insulina tienen un inicio de acción que es <15 minutos.

- Ashurst J et al. Evidence-based management of potassium disorders in the emergency department. Emergency Medicine Practice, November 2016.

Un paciente con ESRD el primer día post-operatório de una colocación de fistula AV en la parte superior del brazo presenta incapacidad para sentir o mover la mano distal a la fístula. Su mano es fría y oscura. ¿Cuál de los siguientes es VERDADERO sobre una fístula AV para pacientes con ESRD?

A. La isquemia de mano por el fenómeno de robo isquémico, en lugar de la trombosis, es una complicación más común de la creación de fístulas AV.

B. Dado que el paciente no tiene gangrena u otros signos duros de isquemia, el paciente no justifica una consulta de cirugía vascular.

C. Este paciente puede requerir una revascularización o ligadura inmediata de la fístula.

D. Los factores de riesgo para el síndrome de robo isquémico no incluyen diabetes.

E. Las fístulas del brazo bajo son más propensas que las fístulas del brazo superior a producir un fenómeno de robo isquémico.

97

Respuesta: C

Las fístulas arteriovenosas de las extremidades superiores son los sitios preferidos de acceso a la hemodiálisis (HD) en la ESRD. Tenga en cuenta que la mayoría de los pacientes presentan robo fisiológico: flujo sanguíneo inverso en la arteria distal. <u>Aunque el robo fisiológico es común, el síndrome de robo isquémico es raro. La trombosis, no el síndrome de robo isquémico, es la complicación más común de la FAV.</u> Este paciente tiene trombosis aguda postoperatoriamente. El síndrome de robo isquémico es un diagnóstico clínico definido por los signos y síntomas de la isquemia de la mano en ausencia de trombosis. Los factores de riesgo para el síndrome de robo isquémico incluyen condiciones comórbidas, como la diabetes, que pueden predisponer al paciente a más aterosclerosis ya que esto presumiblemente conduce a un desarrollo deficiente de las colaterales. Otros factores de riesgo para la isquemia incluyen injertos de PTFE, operaciones múltiples en una extremidad y fístulas del brazo superior versus brazo bajo.

Los síntomas neuropáticos graves que se desarrollan después de la creación de la fístula requieren una evaluación urgente y posiblemente una revascularización o ligadura de fístula. Las lesiones del nervio focal pueden surgir debido a la compresión local de un aneurisma, absceso o hematoma. La neuropatía monomélica isquémica (NMI) se produce debido a la isquemia del vasa nervorum, lo que produce paresia del brazo y afectación de todos los nervios distales del antebrazo.

- Zamani P. Ischemic steal syndrome following arm arteriovenous fistula for hemodialysis. Vascular Medicine 2009; 14: 371-376.

#98

Las declaraciones VERDADERAS sobre el diagnóstico y manejo de la disección aórtica torácica incluyen todas las siguientes, EXCEPTO:

A. Si el paciente NO tuvo ninguno de los siguientes síntomas: dolor característico por disección, presión arterial o diferencia de pulso entre brazos o una RX anormal, entonces es poco probable que el paciente tenga una disección.

B. Un dímero D puede estar falsamente elevado (positivo) en presencia de una trombosis o un hematoma intramural.

C. La causa principal de muerte en los pacientes no es la ruptura intimal inicial, sino la disección progresiva que produce la ruptura.

D. El dímero D elevado se puede encontrar en el IM agudo.

E. Algunos estudios retrospectivos han demostrado una sensibilidad del 99% y una especificidad del 100% para la CTA multidetector para detectar un trastorno aórtico.

#98

Respuesta: B

Aunque un estudio demostró una excelente precisión diagnóstica de una prueba de dímero D negativa junto con una puntuación de estratificación de riesgo, el estudio aún necesita una validación prospectiva. Muchos factores pueden causar un dímero D falso negativo en pacientes con disección aórtica. Estos incluyen aquellos con disección crónica, la presencia de trombosis o hematoma intramural, una longitud de disección más corta y la edad del paciente joven. En otro estudio, si el paciente NO tenía dolor de disección característico, presión arterial o diferencia de pulso entre los brazos, o un CXR anormal, entonces era poco probable que el paciente tuviera una disección aórtica. Sin embargo, estos hallazgos también necesitan una validación prospectiva.

- Clinical Policy: critical issues in the evaluation and management of adult patients with suspected acute non-traumatic thoracic aortic dissection. Ann Emerg Med 2015: 65:32-42.

#99

Un paciente presenta dolor en el flanco que muy probablemente es causado por nefrolitiasis. Según un ensayo multicéntrico que asignó al azar a pacientes con sospecha de nefrolitiasis en una proporción de 1: 1: 1 a uno de tres grupos de imágenes: ultrasonido realizado por un médico de urgencias, ultrasonido realizado por un radiólogo o TC abdominal, todas las siguientes afirmaciones sobre la nefrolitiasis y su diagnóstico y manejo son verdaderos, EXCEPTO:

A. El uso de la TC para el diagnóstico de cálculos renales sospechosos se ha incrementado en un factor de 10 en los últimos 15 años en los Estados Unidos.

B. No hay evidencia que demuestre que el aumento en el uso de la TC, a pesar de su mayor sensibilidad que la ecografía para el diagnóstico de cálculos renales, se asocie con mejores resultados en los pacientes.

C. El grupo TC tuvo la mediana de estancia más larga en el departamento de emergencia.

D. Sobre la base del diagnóstico al final de la visita al departamento de emergencia, la sensibilidad y la especificidad para el diagnóstico de nefrolitiasis fueron similares en los tres grupos de estudio en el análisis por intención de tratar (es decir, independientemente de las imágenes realizadas).

E. Los pacientes en los grupos de ecografía fueron más propensos que aquellos en el grupo de TC a someterse a pruebas de diagnóstico adicionales durante la visita inicial del departamento de emergencia.

#99

Respuesta: C

Aunque la ecografía fue menos sensible para el diagnóstico de nefrolitiasis que la TC, su uso como prueba inicial (y otras técnicas de imagen según sea necesario) resultó en una disminución del uso de la TC, menor exposición acumulada a la radiación, sin diferencias significativas en las puntuaciones de dolor, riesgo de eventos adversos graves, hospitalizaciones, o visitas recorrientes al DE. <u>El ultrasonido debe ser la prueba de imagen de diagnóstico inicial de elección, y se deben realizar más estudios de imagen en base al juicio clínico.</u>

- LLSA 2017 – Smith-Bindman R, et al. Ultrasonography versus Computed Tomography for Suspected Nephrolithiasis. NEJM 2014; 371:1100-1110.

#100

Un hombre de 61 años con antecedentes de diabetes, hipertensión, hiperlipidemia, accidente cerebrovascular, insuficiencia cardíaca congestiva y tabaquismo, presenta dolor en nalgas y muslos derechos en los últimos 3 años que ahora ha aumentado en gravedad durante la última semana, lo que limita su capacidad de caminar más de 50 m. Su examen es notable por una presión arterial de 165/95 mmHg, un pulso femoral derecho ausente, pulsaciones monofásicas en el dorsal derecho del pie (DP) y tibial posterior (PT), con índice tobillo braquial (ABI) de 0.5, mientras que el izquierdo pierna ABI tiene un pulso femoral palpable y un ABI de 0,9. Actualmente toma atorvastatin, aspirin, Lisinopril y metformin. El paciente sería ayudado por todo lo siguiente EXCEPTO:

A. Una referencia para someterse a una prueba dúplex vascular no invasiva.

B. Adición de warfarina o Vorapaxar, un nuevo bloqueador del receptor activado por la proteasa de la trombina.

C. Dirigiéndose a una PAS de <120 mmHg y continuando con aspirina.

D. Recomendar dejar de fumar.

E. Teniendo en cuenta el aumento de la atorvastatina a 80
mg todos los días si solo está en 40 mg por día.

#100

Respuesta: B

Es probable que este paciente tenga el síndrome de Leriche, una enfermedad oclusiva aortoilíaca que causa claudicación de las nalgas, pulso femoral ausente e impotencia. <u>No se recomienda ni vorapaxar ni warfarina para este paciente. Aunque todos los pacientes con enfermedad arterial periférica sintomática (PAD) deben tomar aspirina para la prevención primaria, la adición de warfarina conduce a un mayor riesgo de hemorragia sin resultados mejorados.</u> Vorapaxar es un nuevo agente antiplaquetario que mejora los resultados en pacientes con enfermedad vascular aterosclerótica, pero está contraindicado en pacientes con PAD con accidente cerebrovascular previo, dado un mayor riesgo de eventos hemorrágicos graves. Sin embargo, se debe considerar la administración de dosis altas de estatinas, ya que se ha asociado con un aumento de los tiempos de caminata sin dolor.

Las pruebas no invasivas incluyen el cálculo de índices segmental-braquiales y el análisis de forma de onda Doppler continuo. Un ensayo reciente ha sugerido que los pacientes con alto riesgo cardiovascular deben mantener su PAS <120 mmHg. Lo más importante, este paciente debe dejar de fumar, ya que conduce a una disminución significativa de la morbilidad y la mortalidad.

- Kullo I et al. Peripheral Arterial Disease, NEJM 2016; 374:861-871.

#101

Un paciente dependiente de diálisis es traído por paramédicos del hogar con sangrado de su fístula AV. Se estima que hubo aproximadamente 500 cc de pérdida de sangre en el campo. Las declaraciones FALSAS acerca del sangrado de sitios de acceso a diálisis incluyen lo siguiente:

A. La mejor manera inicial para detener el sangrado es aplicar un vendaje kerlix voluminoso sobre el sitio.

B. El sangrado inmediatamente después de la diálisis generalmente es más fácil de controlar que el sangrado que ocurre entre las diálisis.

C. La administración de protamina puede estar indicada si el sangrado ocurre unas horas después de la diálisis y existe una preocupación por la sobreanticoagulación con heparina.

D. La desmopresina IV también se puede considerar si se piensa que la coagulopatía urémica está contribuyendo al sangrado.

E. Se puede colocar una figura de ocho con una sutura no absorbible en una aguja no cortante para detener una hemorragia potencialmente mortal.

#101

Respuesta: A

Los aneurismas, la ruptura de la anastomosis y las diátesis
hemorrágicas (por exceso de anticoagulación o por la
disfunción inherente de las plaquetas) son los precursores
típicos de la hemorragia en el sitio de acceso a la diálisis. El
sangrado inmediatamente después de la diálisis proviene
del sitio de punción y, por lo tanto, es más fácil de tratar,
mientras que el sangrado entre sesiones de diálisis es más
probable debido a una ruptura anastomótica o una infección
en derivación y puede causar una hemorragia
potencialmente mortal.

Para controlar la hemorragia, primero aplique presión
digital directa al sitio de punción durante 5-10 minutos. La
gasa abultada y Kerlex no son útiles. A continuación, se debe
intentar la colocación de una puntada en forma de ocho con
sutura no reabsorbible y una aguja no cortante después de la
inyección subcutánea del sitio con lidocaína/epinefrina. Por
último, se puede aplicar un torniquete y se debe tener en
cuenta el tiempo de aplicación. Se puede considerar
protamina (1 mg / 100 U de heparina) para las hemorragias
que se producen a las pocas horas de la diálisis que se cree

que son debidas a la anticoagulación con heparina excesiva.
Se puede administrar desmopresina IV (0,3 mcg / kg
durante 10 min) si usted cree que la disfunción plaquetaria
urémica está contribuyendo a una hemorragia continua. <u>Las
esponjas de gelatina, la espuma de gel y la trombina tópica
generalmente solo funcionan para hemorragias leves y
exudativas.</u>

- ACEP clinical Practice Reviewhttps://www.acep.org/Clinical---Practice-Management/Focus-On--Dialysis-Access-Emergencies/

#102

Un paciente presenta un dolor torácico intenso y se sospecha una disección aórtica torácica. Las declaraciones VERDADERAS sobre el diagnóstico y manejo de pacientes con disección aórtica incluyen ¿cuál de las siguientes?

A. La disección aórtica es el resultado de la debilidad y la alteración de la capa adventicia de la aorta.

B. Las disecciones de Stanford B involucran el arco ascendente.

C. La puntuación de detección de disección aórtica (DDA) se puede utilizar para descartar una enfermedad, si el puntaje es cero.

D. Un dímero D sérico negativo solo no es suficiente para descartar la disección aórtica.

E. Si la presión arterial y la frecuencia cardíaca son elevadas en su paciente con disección aórtica torácica, la frecuencia cardíaca objetivo debe ser de 50 lpm, y la PAS deseada debe ser de 110 mmHg, ya que se ha demostrado que estos objetivos numéricos disminuyen la morbilidad y la mortalidad.

#102

Respuesta: D

La disección aórtica torácica es causada por la debilidad y la alteración de la capa íntima de la pared aórtica. Las disecciones tipo A de Stanford involucran la aorta ascendente y/o el arco, mientras que las disecciones tipo B involucran la aorta descendente distal a la arteria subclavia izquierda. El diagnóstico es desafiante, los pacientes tienen una alta mortalidad hospitalaria y las reglas de decisión clínica existentes o el dímero d negativo solo no pueden identificar con seguridad a los pacientes de bajo riesgo. Incluso con una puntuación de riesgo de detección de disección aórtica (DDA) <1, la prevalencia de disección fue del 5%. La cronicidad de la disección, la longitud corta de la disección, la edad joven y la presencia de un hematoma intramural pueden dar como resultado un dímero-D falso-negativo. CTA se puede utilizar para excluir la disección y es tan preciso como TEE y MRA. Desafortunadamente, un TTE de noche anormal no es diagnóstico. Por último, la presión arterial y el pulso deberían reducirse si son elevados, pero no se ha demostrado que objetivos específicos reduzcan la morbilidad o la mortalidad.

- Clinical Policy: critical issues in the evaluation and management of adult patients with suspected acute nontraumatic thoracic aortic dissection. Ann Emerg Med 2-15; 65: 32-42.

#103

Un hombre de 67 años con antecedentes de TVP en la extremidad inferior izquierda y enfermedad vascular periférica en la extremidad inferior izquierda con úlcera de la extremidad inferior. Las declaraciones VERDADERAS sobre las úlceras de las extremidades inferiores incluyen ¿cuál de las siguientes?

A. Las úlceras venosas generalmente ocurren sobre el maléolo lateral.

B. Las úlceras de insuficiencia arterial suelen ser superficiales e irregulares y contienen fibrina amarilla y tejido de granulación.

C. Las úlceras de insuficiencia venosa generalmente son secas y aparecen "perforadas" con bordes bien demarcados.

D. La terapia de compresión se recomienda para pacientes con insuficiencia arterial.

E. Las tensiones de oxígeno transcutáneas se pueden usar para predecir la curación de heridas después de la amputación.

#103

Respuesta: E

Las úlceras de las extremidades inferiores son muy comunes y pueden clasificarse en úlceras de piernas y pies. La mayoría de las úlceras de la pierna son secundarias a la enfermedad venosa. La mayoría de las úlceras del pie son secundarias a enfermedad arterial o neuropatía periférica secundaria a diabetes y aterosclerosis.

Las úlceras venosas son edematosas con la deposición del pigmento circundante, de forma irregular, superficial, contienen fibrina y tejido de granulación, y típicamente se localizan sobre la extremidad inferior medial y el maléolo. Se pueden tratar con apósitos graduados de compresión. La terapia de compresión no debe usarse si hay insuficiencia arterial concomitante. Las úlceras arteriales, por el contrario, son secas con una apariencia "perforada", tienen bordes bien demarcados con atrofia de la piel circundante, aparecen pálidas con una base no granuladora y necrótica, y típicamente están en el pie distal o en la cara anterior de la pierna.

<u>La revascularización es el mejor método para mejorar la curación de las úlceras arteriales.</u> Las úlceras neuropáticas ocurren en sitios de trauma o presión prolongada, como el lado medial de la primera articulación MTP o la punta del dedo. Las úlceras neuropáticas diabéticas se deben derivar a un podólogo para el ajuste del calzado para optimizar la descarga de presión.

• Singer AJ, et al. Evaluation and management of lower extremity ulcers. NEJM 2017; 477:1559-1567.

Toxicología

#104

Un hombre de 70 años presenta insomnio y pide lorazepam para ayudarlo a dormir. Las declaraciones VERDADERAS sobre las benzodiazepinas incluyen ¿cuál de las siguientes?

A. Existe evidencia modesta de que las benzodiazepinas con una vida media más larga se asocian con un mayor riesgo de dependencia.

B. La dependencia de las benzodiazepinas se desarrolla en la mitad de los pacientes que las usan por más de 1 mes.

C. El riesgo de intoxicación fatal por el uso de una sola benzodiazepina es alto.

D. Las benzodiazepinas son las drogas de elección cuando se selecciona un ansiolítico para pacientes con miastenia grave.

E. Las benzodiazepinas son las drogas de elección cuando se selecciona un ansiolítico para pacientes con apnea del sueño y el síndrome de obesidad-hipoventilación.

#104

Respuesta: B

Las benzodiazepinas de acción corta tienen tasas de dependencia más altas y se suelen utilizar por sus propiedades hipnóticas, mientras que las benzodiazepinas de acción prolongada se usan como ansiolíticos y anticonvulsivos. <u>Aunque es relativamente seguro durante 2-4 semanas de uso a corto plazo, más de la mitad de los pacientes que usan benzodiazepinas durante más de un mes desarrollarán dependencia.</u> Aunque el riesgo de ingestión fatal cuando se usa un solo medicamento es bajo, las benzodiazepinas pueden potenciar fatalmente los efectos sedantes de los opiáceos y el alcohol. Los principales efectos secundarios dependientes de la dosis de las benzodiazepinas incluyen sedación excesiva, dificultades de concentración, hipotonía, ataxia y rebote de los síntomas después de la interrupción. No deben administrarse a pacientes con miastenia grave, apnea del sueño, glaucoma de ángulo cerrado o ataxia, y pueden causar reacciones paradójicas (delirio agitado) en los ancianos.

• Soyka M. Treatment of benzodiazepine dependence. New Engl J Med 2017; 376:1147-57.

#105

Una mujer de 45 años se presenta para una evaluación después de una nueva convulsión y un estado mental alterado. El nivel de azúcar en la sangre del paciente en el campo fue de 100 mg / dL. Su esposo dice que ella está crónicamente en alprazolam (Xanax) "por sus nervios" y que se quedó sin ellos 2 días antes. En el examen, el paciente es febril a 39,5 ° C, taquicárdico a 135 bpm e hipertenso a 180/100 mmHg. Ella es diaforética y tiene midriasis (pero no clonus o rigidez de la tubería de plomo), y está bastante confundida. Ella es intubada para el curso clínico predicho. Inicia un tratamiento de sepsis, que incluye una tomografía computarizada de la cabeza y una punción lumbar, ambas negativas. Ella es tratada por una sepsis de etiología poco clara, pero ahora considera la abstinencia hipnótica sedativa como la etiología de su alteración del estado mental y las anomalías de los signos vitales. Las declaraciones VERDADERAS con respecto a la retirada sedativa-hipnótica incluyen ¿cuál de las siguientes?

A. Si su fiebre se debe a la retirada de alprazolam, entonces debe tratarse con un antipirético, como acetaminofén o un AINE.

B. La retirada sedante debe tratarse con administración de opiáceos.

C. La taquicardia debe tratarse con un betabloqueante.

D. Si se va a usar una benzodiazepina para tratar su sedante hipnótico, el diazepam y el clordiazepóxido son los agentes preferidos porque son de acción prolongada y tienen metabolitos activos.

E. Si las dosis crecientes de benzodiazepinas no manejan adecuadamente los síntomas de abstinencia, entonces el paciente debe estar paralizado.

#105

Respuesta: D

Las benzodiazepinas, los barbitúricos, el baclofeno, el ácido gamma-hidroxibutírico (GHB) y la gamma-butirolactona (GBL) son todos agentes sedantes-hipnóticos. La retirada de estos agentes provoca una disminución del tono inhibitorio mediado por GABA y un aumento del tono excitador mediado por NMDA. Esto provoca temblores, alucinaciones, convulsiones y estimulación autónoma (diaforesis, hipertermia, taquicardia, hipertensión).

El inicio y la gravedad de los síntomas de abstinencia varían de acuerdo con el agente ofensor. La abstinencia sedativa-hipnótica se trata con benzodiazepinas. <u>El clordiacepóxido y el diazepam son típicamente preferidos, ya que son de acción más prolongada y tienen metabolitos activos. Lorazepam se prefiere para pacientes ancianos y aquellos con enfermedad hepática ya que no requiere oxidación hepática</u>. La dosificación desencadenada por síntomas (es decir, la puntuación CIWA) trata la extracción más rápido y requiere menos benzodiazepina total en comparación con la dosificación de horario fijo. Los síntomas de abstinencia refractaria pueden requerir fenobarbital o propofol. Aunque hay algunas pruebas para terapias adyuvantes como alfa-2-agonistas (dexmedetomidina), no se debe usar como monoterapia. Los antipiréticos y los betabloqueantes no tratan la fisiopatología de la abstinencia subyacente.

• Santos C, Olmedo RE. Sedative-hypnotic withdrawal syndrome: recognition and treatment. Emergency Medicine Practice 2017; 19: vol. 3.

 # 106

Las declaraciones VERDADERAS sobre los alcoholes tóxicos incluyen ¿cuál de las siguientes?

A. El estado mental alterado no es una manifestación de la ingestión tóxica de alcohol.

B. La fluorescencia de la orina es patognomónica para el etilenglicol.

C. Cuando usado, fomepizole debe suspenderse una vez que la concentración de alcohol tóxico (de etilenglicol y metanol) sea <100 mg / dl.

D. La piridoxina ayuda a metabolizar el formiato en agua y dióxido de carbono.

E. El propilenglicol se metaboliza por ADH a acetaldehído y ácido láctico: los pacientes en esta situación toleran altos niveles debido a que la acidosis proviene de la producción de lactato.

#106

Respuesta: E

Los alcoholes tóxicos son hidrocarburos que incluyen etilenglicol, metanol, propilenglicol, isopropanol y dietilenglicol. Todos los alcoholes tóxicos pueden causar un estado mental alterado y la toxicidad en los órganos terminales de los metabolitos es posible. En la mayoría de los casos, el fomepizole debe iniciarse y continuarse hasta que la concentración de alcohol tóxico sea <20 mg / dL. La hemodiálisis se recomienda para pacientes con acidosis severa o daño a órganos terminales. La dosis de fomepizole debe aumentarse durante la diálisis.

El metanol se encuentra en el líquido lavaparabrisas. Su metabolito, el ácido fórmico, se metaboliza a través de un proceso dependiente de folato. El etilenglicol se usa como refrigerante del motor, anticongelante o líquido de frenos. Sus metabolitos son ácido oxálico y glicólico, que se metabolizan en glicina y ácido hipúrico en una reacción catalizada por piridoxina (vitamina B6). La fluorescencia de la orina es un hallazgo transitorio y no es sensible ni específica. El propilenglicol, un diluyente farmacéutico y una alternativa anticongelante, se metaboliza a lactato.

Como la acidosis láctica proviene del metabolismo del alcohol en lugar de la hipoperfusión subyacente, se pueden tolerar niveles elevados de lactato. No hay un papel claro para el fomepizole o las terapias adyuvantes en la toxicidad del propilenglicol; la hemodiálisis puede reducir las concentraciones séricas. El dietilenglicol se usa como solvente en la industria y anticongelante. El isopropanol (alcohol isopropílico) se metaboliza a acetona, lo que provoca una cetosis en lugar de una acidosis metabólica.

- Beauchamp G. Toxic alcohol ingestion: prompt recognition and management in the emergency department. Emergency Medicine Practice, September 2016.

＃107

Un paciente masculino de 32 años se presenta con hipotensión y bradicardia. El miembro de la familia que acompaña al paciente afirma que encontró una botella vacía de diltiazem junto a él con una nota de suicidio. ¿Cuál de las siguientes afirmaciones es FALSA con respecto a los tratamientos para la sobredosis de bloqueadores de los canales de calcio?

A. La dosis alta de insulina se asocia con mejores parámetros hemodinámicos y una menor mortalidad, con el riesgo de hipoglucemia e hipocalemia.

B. La administración de calcio puede aumentar el riesgo de trombosis e isquemia.

C. La 4-aminopiridina se asocia con mejores parámetros hemodinámicos y supervivencia en estudios con animales, con riesgo de convulsiones.

D. La emulsión de lípidos se asocia con parámetros hemodinámicos mejorados y supervivencia en modelos animales de envenenamiento con verapamil por vía intravenosa (pero no oral).

E. El soporte vital extracorpóreo se asocia con una mejor
    supervivencia en pacientes con shock severo o paro
    cardíaco a costa de isquemia de la extremidad, trombosis
    y hemorragia.

#107

Respuesta: B

Toda la evidencia actual de tratamientos de sobredosis con bloqueadores de los canales de calcio es de baja calidad con un alto riesgo de sesgo.

<u>La insulina de dosis alta (bolo de 1 unidad / kg seguido de una infusión de 0.5-2.0 unidades / kg / h), calcio, soporte vital extracorpóreo (ECMO) y vasopresores (dopamina y norepinefrina) mejoran la supervivencia y los parámetros hemodinámicos.</u> La administración de insulina en altas dosis tiene el riesgo de causar hipoglucemia e hipocalemia. ECMO se asocia con complicaciones de isquemia, trombosis y hemorragia. El calcio no aumenta el riesgo de trombosis o isquemia. La evidencia para el uso de 4-aminopiridina, terapia de emulsión de lípidos, descontaminación, atropina, glucagón, marcapasos, levosimendano e intercambio de plasma es aún más limitada.

- LLSA 2017 - Onge M et al. Treatment for calcium channel blocker poisoning: a systematic review. Clinical Toxicology 2014; 52: 926-944.

#108

Un hombre de 65 años es traído después de sufrir quemaduras en un 50% de la superficie total del cuerpo en un incendio y tiene evidencia de lesión por inhalación (ronquera, pelos nasales chamuscados, hollín en la boca, esputo carbonáceo, ampollas alrededor de la boca). Está intubado el curso clínico esperado y la reanimación con líquidos se inicia con timbres lactantes según la fórmula de Parkland. La producción de orina es >0,5 ml / kg / h durante las primeras dos horas y la presión arterial es de 135/70 mmHg con una saturación de oxígeno del 100%. Él está respondiendo a los comandos mientras está sedado. Sus laboratorios muestran una carboxihemoglobina negativa del 12% al 2% pero un aumento de lactato de 9 mmol / L a 10 mmol / L. Debe considerar tratar al paciente con:

A. Líquidos adicionales con solución salina normal al 0,9%

B. Hidroxocobalamina

C. Terapia de oxígeno hiperbárico (OHB)

D. Antibióticos de amplio espectro

E. Antiepiléptico para las convulsiones ocultas

#108

Respuesta: B

La inhalación de humo es la causa más común de muerte en los incendios. Produce lesión por asfixia, lesión térmica directa, lesión química de las vías respiratorias y toxicidad sistémica a través de monóxido de carbono (CO) y cianuro (CN). <u>La combustión incompleta de compuestos que contienen nitrógeno (es decir, textiles, plásticos, caucho) produce cianuro de hidrógeno, que causa detención respiratoria al interrumpir la cadena de transporte de electrones, causando una acidosis láctica.</u> En consecuencia, los altos niveles de lactato en pacientes con inhalación de humo con CNS o hallazgos cardiovasculares, o aquellos con toxicidad por CO, deberían generar preocupación por la toxicidad de CN. Los niveles de lactato >10 mmol / L son un indicador sensible. <u>La hidroxicobalamina, un precursor de vitamina B12, se usa comúnmente como el antídoto para la toxicidad de CN y tiene pocos efectos adversos.</u> Su ion de cobalto se une al cianuro que produce cianocobalamina, que se excreta por los riñones. El exceso de solución salina normal puede empeorar la acidosis metabólica. <u>Los antibióticos empíricos no están indicados</u> y pueden conducir a la colonización con organismos resistentes. La terapia con OHB estaría indicada si la carboxihemoglobina fuera> 25%. Es poco probable que el paciente tenga ataques (ya que es receptivo y comunicativo).

The patient is unlikely to be having seizures (as he is responsive and communicative).

- Lawson-Smith P et al. Cyanide intoxication as part of smoke inhalation – a review on diagnosis and treatment from the emergency perspective. Scand J of Trauma, resuscitation and emergency medicine 2011; 19:14.

#109

Una paciente de 2 años de edad ingirió una cápsula de detergente para la ropa 1 hora antes de la llegada. En el examen, la niña tiene un episodio de emesis frente a usted y parece estar babeando. No tiene ulceraciones en la boca, pero tiene una leve sensibilidad epigástrica. Las declaraciones VERDADERAS sobre las exposiciones cáusticas en este paciente incluyen ¿cuál de las siguientes?:

A. Como ella se presentó dentro de una hora, se debe realizar un intento de lavado gástrico.

B. Las cápsulas de detergente para ropa tienen menos riesgo de toxicidad en comparación con los métodos habituales de administración de detergente (polvo y líquido).

C. Esta paciente debe someterse a una endoscopia dentro de las 12 horas.

D. Si la paciente tiene una lesión de grado I en la endoscopia, entonces la paciente debe comenzar un ciclo corto de esteroides.

E. Afortunadamente, las lesiones cáusticas del esófago no se asocian con un mayor riesgo de carcinoma esofágico.

#109

Respuesta: C

Cualquier tipo de humedad puede hacer que los productos detergentes para ropa (PDR) liberen sus contenidos. Es mucho más probable que las exposiciones a los PDR causen desenlaces graves y aumenten el riesgo de carcinoma esofágico que las exposiciones tradicionales a los detergentes. Las exposiciones siguen un patrón bimodal, que alcanza su punto máximo en la infancia y de nuevo más tarde en la edad adulta. Los adultos generalmente ingieren una mayor cantidad de sustancia, especialmente en el contexto de un intento suicida. No se recomienda la emesis inducida, el riego intestinal completo, el carbón activado y el lavado gástrico debido al riesgo de aspiración. El carbón activado también interfiere con la visualización endoscópica..

Las películas radiográficas pueden ayudar a evaluar la evidencia de perforación. En última instancia, todos los pacientes requieren endoscopia independientemente de los síntomas. Se debe realizar dentro de las 12 horas de la ingestión y evitarse después de 24 horas ya que el ablandamiento de la herida conduce a un mayor riesgo de

<u>perforación de 48 horas a 2 semanas después de la ingestión</u>.

Los hallazgos endoscópicos se clasifican de 0 a 3. Las lesiones de grado 3 a menudo requieren intervención quirúrgica. La mayoría de las quemaduras de grado 2b (circunferencial) y casi todos los pacientes que sobreviven quemaduras de grado 3 desarrollan estenosis. Un ciclo corto de esteroides puede ayudar a disminuir la formación de estenosis en pacientes con lesiones de grado 2b. Los pacientes con lesiones grado 0 - 2a generalmente sanan sin consecuencias a largo plazo..

- Wightman RS et al. Evidence-based management of caustic exposure in the emergency department. Emergency Medicine Practice 2016; 18: Volume 5.

#110

Una mujer de 13 años fue encontrada en su garaje con el auto encendido. Su pulsioximetría lee 100% pero parece estar obnubilada y muy difícil de excitar. Usted está preocupado por el envenenamiento por CO. Las declaraciones VERDADERAS sobre el envenenamiento por CO incluyen ¿cuál de las siguientes?

A. La vida media normal de COHb es de 300 minutos, pero con oxígeno normal al 100% a presión atmosférica normal, la vida media se reduce a 250 minutos.

B. Los neonatos están protegidos contra el envenenamiento por CO debido al desplazamiento hacia la derecha de la curva de disociación de la hemoglobina fetal.

C. Se ha encontrado que los niveles de COHb venosos son tan precisos como la COHb arterial.

D. OHB es el estándar de cuidado para el envenenamiento por CO.

E. La terapia de oxígeno debe suspenderse una vez que COHb = 10%.

#110

Respuesta: C

La combustión incompleta de hidrocarburos, que incluyen muchos combustibles, produce monóxido de carbono (CO). Las fuentes comunes incluyen gases de escape de vehículos de motor, parrillas de carbón, sistemas de calefacción de viviendas mal ventilados y reacondicionamiento de hielo. Los niños comúnmente se presentan con dolor de cabeza y náuseas.

La CO se une reversiblemente a la hemoglobina con una afinidad mucho mayor que el oxígeno, creando carboxihemoglobina (COHb). Debido al desplazamiento hacia la izquierda de su curva de disociación de la hemoglobina de la hemoglobina fetal, los neonatos son más vulnerables a la toxicidad del CO. Los niveles de COHb venosos son tan precisos como la COHb arterial, y la oximetría de pulso es falsamente elevada en el envenenamiento por CO. El lactato es un predictor independiente de la gravedad del envenenamiento por CO y es un mejor marcador de la hipoxia tisular que la PaO2. La vida media de COHb es de aproximadamente 300 minutos. El oxígeno es el tratamiento principal y el 100% de FiO2 disminuye la semivida de la COHb aproximadamente cinco veces. Con la terapia OHB, la vida media de COHb puede reducirse a 30 minutos..

- Macnow T. Carbon monoxide poisoning in children: diagnosis and management in the emergency department. Pediatric emergency medicine practice. September 2016.

#111

¿Cuál de las siguientes exposiciones se corresponde con el antídoto correcto?

A. Exposición a hidrazina - piridoxina

B. Envenenamiento por organofosforados - calcio

C. Methemoglobinemia - hidroxocabalamina

D. Oxima de fosgeno (un agente ampollador) - atropina

E. Ácido fluorhídrico - Vitamina D

#111

Respuesta: A

La piridoxina (vitamina B6) es efectiva en el envenenamiento con hidracina como cofactor para ayudar a mediar en los efectos antiepilépticos del GABA. En la intoxicación por organofosforados, la pralidoxima (2-PAM) revierte la unión de los organofosfatos a la acetilcolinesterasa. La atropina se usa para bloquear los efectos del exceso de acetilcolina. <u>El metileno azul sirve como antídoto para la metahemoglobinemia a través de una reacción redox</u>. Los agentes de ampollas no tienen un antídoto y el tratamiento es de apoyo. La exposición dérmica de ácido fluorhídrico (HF) puede causar hipocalcemia sistémica que conduce a tetania, disminución de la contractilidad cardíaca y colapso cardiovascular. Debe tratarse con gluconato de calcio IV o cloruro de calcio y gel tópico de gluconato de calcio. El calcio intraarterial puede estar indicado para los síntomas persistentes, y puede requerirse un gluconato de calcio nebulizado al 2,5% para las quemaduras por inhalación..

- LLSA 2017 - Tomassoni AJ et al. Toxic industrial chemicals and chemical weapons. Exposure, identification, and management by syndrome. Emerg Med Clin N Amer 2015: 33: 13-36.

Trauma y Cirugía

112

Una mujer de 50 años es traída por servicios médicos de emergencia (SME) en un tablero después de un accidente automovilístico, quejándose de falta de aliento. Ella tiene sonidos de respiración disminuidos en el lado derecho del pecho. Se coloca un tubo de tórax, con un retorno de 200 ml de sangre en la primera hora, 200 ml en la segunda hora y 350 ml en la tercera hora. ¿Cuál es el siguiente paso en el manejo de este paciente?

A. Toracotomía de emergencia

B. Fijación externa de fracturas costales

C. Inserción de un segundo tubo de toracostomía

D. Verifique el perfil de coagulación

E. Manejo conservador y transfusión según sea necesario

#112

Respuesta: A

El drenaje inmediato de más de 1500 ml de sangre de la
cavidad pleural generalmente se considera una indicación
para la toracotomía urgente. Quizás aún más predictivo de
la necesidad de toracotomía es una producción continua de
al menos 200 ml / h durante 3 horas.

- Raja AS. Thoracic Trauma. In: Walls R, Hockberger R, Gausche-
  Hill M. Rosen's Emergency Medicine: Concepts and Clinical
  Practice, 2-Volume Set. Saunders W.B.; 2017.

#113

¿Cuáles de los siguientes parámetros están asociados con un resultado empeorado después de una lesión cerebral traumática (TBI)?

A. Temperatura corporal central >37,5 ° C

B. Presión arterial sistólica <90 mmHg

C. Presión parcial de oxígeno (PaO2) <60 mmHg

D. Ambos B y C

E. Ninguna de las anteriores

#113

Respuesta: D

Los siguientes factores están asociados con un empeoramiento de los resultados después de TBI: Hematocrito (Hct) <30%, temperatura> 38,5 ° C, presión arterial sistémica (PAS) <90 mmHg, PaO2 <60 mmHg. En la sala de urgencias, es importante prevenir la hipotensión y la hipoxia en pacientes con posible TBI a fin de prevenir una lesión cerebral secundaria.

- Papa L, Goldberg SA. Head Trauma. In: Walls R, Hockberger R, Gausche-Hill M. Rosen's Emergency Medicine: Concepts and Clinical Practice, 2-Volume Set. Saunders W.B.; 2017.

#114

Se ingresa a un paciente de 38 años desde un incendio en la casa con quemaduras de espesor parcial en el muslo derecho, el tórax anterior y el brazo izquierdo, así como una quemadura de grosor completo en la parte inferior de la pierna y el pie. También le preocupa una lesión por inhalación. ¿Cuál de las siguientes características de este paciente NO es un criterio para la transferencia a un centro de quemados?

A. La quemadura de espesor parcial de su muslo derecho, parte anterior del tórax y parte superior izquierda del brazo suman más del 10% de TBSA

B. La quemadura en su pie izquierdo

C. La quemadura total de espesor que tiene

D. El componente de lesión por inhalación

E. Edad de 28 años

#114

Respuesta: E

Los pacientes con cualquiera de los siguientes criterios de Major Burn deben ser transferidos a un centro de quemaduras tan pronto como se estabilicen: (1) el espesor parcial quema más del 10% de TBSA; (2) quemaduras que involucran la cara, las manos, los pies, los genitales, el perineo y / o las articulaciones principales; (3) cualquier quemadura de espesor total; (4) quemaduras eléctricas, incluidas las descargas eléctricas; (5) quemaduras químicas; (6) lesión por inhalación; (7) trastornos médicos preexistentes que pueden complicar el tratamiento, prolongar la recuperación o afectar negativamente el resultado; (8) quemaduras y traumatismos concomitantes en los que la lesión por quemadura presenta un mayor riesgo inmediato de morbilidad y mortalidad (si el trauma es un riesgo inmediato mayor, el paciente puede estabilizarse en un centro de trauma antes de ser trasladado a un centro de quemaduras, y 9) niños que requieren personal y equipo pediátrico calificado.

La regla de los nines ayuda a estimar la TBSA: cada pierna representa el 18%, cada brazo representa el 9%, el tronco anterior y posterior representan el 18% y la cabeza representa el 9%. Recuerde que las quemaduras superficiales están excluidas del cálculo de la TBSA. El requerimiento de fluido de 24 horas para este paciente es de 4 ml / kg por TBSA porcentaje. La mitad de esto debe administrarse en las primeras 8 horas después de la quemadura y la mitad restante durante las siguientes 16 horas. <u>Edad >60, más del 40% de afectación de TBSA y lesiones por inhalación son factores de riesgo para un aumento de la mortalidad</u>.

• Guidelines for the operation of Burn Centers (79-86), Resources for Optimal Care of the inured Patient. Committee on Trauma, American College of Surgeons. 2006.

#115

Una mujer de 35 años que está en su primer día postoperatorio de su colecistectomía laparoscópica ambulatoria ha desarrollado una fiebre de 38,9 grados Celsius. No hay otras quejas de dolor abdominal, disuria, náuseas, vómitos, drenaje de la herida, tos o dificultad para respirar. Ella fue enviada al servicio de urgencias por su cirujano para una evaluación adicional. La causa más común de fiebre en el primer día postoperatorio de un procedimiento quirúrgico genérico es:

A. Infección del tracto urinario

B. Neumonía

C. Absceso

D. Faringitis

E. Ninguna de las anteriores

#115

Respuesta: E

El momento de la fiebre postoperatoria ayuda a informar su etiología. Las fiebres postoperatorias pueden dividirse en 4 categorías: inmediata, aguda, subaguda y retardada. Las fiebres inmediatas (dentro de la hora posterior a la intervención) suelen ser causadas por cambios inflamatorios de la liberación de citoquinas. Las fiebres tempranas (entre los días 1-4) rara vez son causadas por una infección. Sin embargo, se deben considerar varias causas de fiebre temprana: infección necrotizante de los tejidos blandos (ITIN) / mionecrosis, embolia pulmonar, abstinencia de alcohol, insuficiencia suprarrenal, filtración anastomótica e hipertermia maligna. Se ha demostrado que la atelectasia, aunque anteriormente se pensaba que causaba fiebre, probablemente no sea la causa de las fiebres postoperatorias.

- Narayan M. Fever in the post-operative patient. Emerg Med Clin N Am 2013: 31:1045-1058.

#116

Se inicia un protocolo masivo de transfusión de sangre en un paciente con politraumatismo sangrado que estuvo involucrado en un accidente de motocicleta. Todas las siguientes complicaciones pueden verse a partir de una transfusión masiva EXCEPTO:

A. Hipotermia

B. Trombocitopenia

C. Hipercalcemia

D. Coagulopatía

E. Hipomagnesemia e hiper o hipocalemia

#116

Respuesta: C

La transfusión masiva no tiene una definición formal, pero típicamente se define como la administración de >10 unidades de pRBC en 24 horas. Causa muchas complicaciones incluyendo hipotermia, anormalidades electrolíticas, alteraciones ácido-base y coagulopatía. Las anormalidades electrolíticas incluyen hipomagnesemia, hipocalcemia e hiperpotasemia e hipocalemia. La acidosis comúnmente ocurre en el contexto de la hemorragia, pero también puede deberse a la hipoperfusión o al citrato en la sangre transfundida. Típicamente, el citrato es metabolizado a bicarbonato por el hígado causando una alcalosis metabólica; sin embargo, en la transfusión masiva o cuando se reduce la función hepática, la vía puede abrumarse y causar acidosis metabólica. La dilución de los factores de coagulación y las plaquetas de la hemorragia, los bolos de fluidos y la transfusión de glóbulos rojos solos conduce a la coagulopatía; sin embargo, investigaciones recientes muestran que la coagulopatía en el trauma masivo a menudo comienza antes de que ocurran estos eventos.

Para reducir la morbilidad y la mortalidad en transfusiones masivas, muchas instituciones han adoptado protocolos para administrar plaquetas, plasma y glóbulos rojos en una proporción 1: 1: 1 basada en ensayos retrospectivos recientes, aunque no hay recomendaciones definitivas en la literatura. A principios de 2015, la prueba PROPPR es el único ECA grande y multicéntrico que aborda esta cuestión. No observó diferencias en la mortalidad a las 24 horas o 30 días entre los pacientes que recibieron transfusión masiva con una relación 1: 1: 1 (plasma: plaquetas: pRBC) versus una relación 1: 1: 2, aunque el grupo 1: 1: 1 tienen menos muertes debido a la exanguinación a las 24 horas.

- Emery M. Blood and Blood Components. In: Walls R, Hockberger R, Gausche-Hill M. Rosen's Emergency Medicine: Concepts and Clinical Practice, 2-Volume Set. Saunders W.B.; 2017.

#117

Un hombre de 55 años que era un conductor incontrolado de un MVC tiene una hemorragia intracraneal traumática (HIC) en la TC de la cabeza. Tiene antecedentes de fibrilación auricular y toma algún tipo de anticoagulante (no está claro si es warfarina o es un anticoagulante nuevo). Su cuadro clínico también es preocupante para el aumento de la presión intracraneal (PIC). ¿Cuál de los siguientes es FALSO con respecto al manejo de este paciente?

A. Si está tomando warfarina, entonces se deben administrar vitamina K y PCC de 4 factores.

B. Si tiene un inhibidor directo de la trombina, como Dabigatran, entonces la PCC es la mejor opción para la reversión.

C. Si tiene un inhibidor del factor Xa, como rivaroxabán, apixabán o edoxabán, entonces se debe usar PCC para la reversión.

D. La solución salina hipertónica (3% o 23,4%) se puede usar en el contexto de presunta elevación de la PIC.

E. Se ha demostrado que la fenitoína es dañina como medicamento profiláctico en pacientes con HIC.

#117

Respuesta: B

Las pautas actuales de CHEST recomiendan administrar
PCC de 4 factores y 5-10 mg de vitamina K IV para pacientes
con una hemorragia mayor asociada al antagonista de la
vitamina K (AVK). Los inhibidores directos de la trombina
(es decir, dabigatrán) pueden eliminarse mediante
hemodiálisis (HD) o el agente de reversión idarucizumab
(praxbind). Si HD e idarucizumab no están disponibles de
inmediato, la administración de PCC en pacientes con toma
de ICH es una segunda opción razonable. Se ha demostrado
que el PCC de 4 factores funciona in vitro para la reversión
de los inhibidores del factor Xa. La terapia hiperosmolar
puede ser útil para pacientes en coma con signos de
aumento de la PIC. Se puede usar manitol o solución salina
hipertónica. Los pacientes con convulsiones deben ser
tratados con un antiepiléptico. Se ha demostrado que los
antiepilépticos profilácticos empeoran los resultados; sin
embargo, levetiracetam no tuvo el mismo efecto perjudicial.

• Kreitzer N, Adeoye O. Intracerebral Hemorrhage in
  anticoagulated patients: evidence-based emergency department
  management. Emergency Medicine Practice, Vol. 17, No. 12,
  December 2015.

#118

Una mujer de 75 años de edad con antecedentes de tabaquismo y STEMI reciente, ahora presenta un dolor abdominal intenso de inicio agudo. En el examen, la paciente tiene un latido cardíaco irregular y se nota un soplo epigástrico cuestionable. Hay una leve sensibilidad a la palpación, y ella es hemopositiva con heces marrones. Ella tiene una leucocitosis y un lactato de 3,0 mmol / L. Su ECG demuestra la fibrilación auricular con algunas nuevas ondas Q y depresión ST a lo largo de V1-V5. Su CTA demuestra lo que parece ser un defecto de llenado en la AME de un émbolo. Los siguientes pasos se considerarán apropiados, EXCEPTO:

A. Obtenga una ecografía dúplex, ya que tiene mayor sensibilidad y especificidad que CTA.

B. Resucitación con fluidos con el uso de fluidos cristaloides isotónicos y productos sanguíneos.

C. Tratamiento con heparina

D. Antibióticos

E. Estrategias endovasculares

#118

Respuesta: A

La isquemia mesentérica aguda es una emergencia quirúrgica. Aproximadamente la mitad de los casos se deben a oclusión embólica y un tercio a la oclusión trombótica de un vaso mesentérico estenótico. Muchos pacientes pueden no presentarse de forma clásica ("dolor fuera de proporción" y soplo epigástrico) y algunos pueden tener sensibilidad debido a la peritonitis por una lesión intestinal de grosor completo. La historia de esta paciente sugiere una etiología embólica, como un trombo mural de su STEMI o la fibrilación auricular recién diagnosticada. CTA tiene una precisión cercana al 100% y es la modalidad de imagen recomendada. El ultrasonido tiene una sensibilidad y especificidad más bajas. La heparina debe iniciarse lo antes posible y la reanimación con fluidos con cristaloides es un componente crítico de la atención inicial. La ingesta oral debe evitarse. Se recomiendan antibióticos, dado el riesgo de infección. Las estrategias endovasculares como la trombectomía mecánica o la angioplastia y la colocación de stents pueden utilizarse para eliminar la fuente de la obstrucción vascular.

- Clair DG, Beach JM. Mesenteric ischemia. New Engl J Med 2016; 374: 959-968.

#119

Un hombre de 19 años se presenta después de un asalto con un objeto desconocido. Tiene un GCS de 13 y su examen es notable por el signo de Battle y el hemotympanum. La TC craneal muestra una fractura de cráneo basilar. Las declaraciones verdaderas con respecto al diagnóstico y manejo de las fracturas de cráneo basilares incluyen todo lo siguiente, EXCEPTO:

A. Se deben administrar antibióticos profilácticos, porque las fracturas de cráneo basilares predisponen a los pacientes a la meningitis

B. Las fracturas del cráneo basilar pueden causar desgarros en las meninges y provocar una otorrea o rinorrea en el LCR.

C. Una fractura de cráneo basilar es una fractura de la base del cráneo, que generalmente afecta al hueso temporal, occipital, esfenoidal o etmoidal.

D. La mayoría de las fracturas basales de cráneo no justifican la intervención quirúrgica

E. Los pacientes pueden presentar nistagmo, náuseas,
   vómitos y tener hemotípano o atrapamiento del nervio
   óptico

#119

Respuesta: A

Según una actualización Cochrane 2015, aunque la profilaxis antibiótica no produjo ningún efecto adverso, no redujo la frecuencia de meningitis, la mortalidad por todas las causas, la mortalidad relacionada con la meningitis o la necesidad de corrección quirúrgica en pacientes con fuga de líquido cefalorraquídeo. No se informaron efectos adversos significativos con el uso de antibióticos. Todas las demás afirmaciones son verdaderas.

- Ratilal BO et al. Antibiotic prophylaxis for preventing meningitis in patients with basilar skull fractures. Cochrane Database Syst Review 2015.

#120

Un peatón masculino de 35 años se presenta después de ser atropellado por un vehículo que se desplaza a 65 mph. El paciente tiene un hemotórax y líquido libre en el abdomen; su punto de cuidado, la hemoglobina, ha bajado de 16 g / dL a 10 g / dL. ¿Dentro de qué plazo debe administrarse el ácido tranexámico (AT) para proporcionar un beneficio de mortalidad?

A. Dentro de 3 horas

B. Dentro de 4 horas

C. Dentro de 5 horas

D. Dentro de 6 horas

E. Siempre se debe dar

#120

Respuesta: A

El ácido tranexámico (AT) se recomienda para todos los
pacientes con hemorragia traumática grave, según lo
establecido por la aleatorización clínica de un estudio
antifibrinolítico en la hemorragia significativa (CRASH-2).
Este gran ECA aleatorizó a los pacientes con traumatismos
con sangrado ya sea a AT o placebo. Demostró que los
pacientes que recibieron AT dentro de las 3 horas de la lesión
tuvieron una reducción de un tercio en la mortalidad por
hemorragia. Además, AT no aumentó la incidencia de
trombosis en pacientes del estudio.

- LLSA 2016 - Hunt BJ. Bleeding in coagulopathies in critical care.
  NEJM 2014; 370:847-59.

#121

Los paramédicos traen a un paciente con obesidad mórbida para su evaluación después de un accidente automovilístico. Fue retenido y se desplegaron bolsas de aire. Parece ronco y se queja de dificultad para respirar y dolor de cuello. Comienza a expectorar sangre durante la encuesta primaria y tiene enfisema subcutáneo. Se sospecha una posible lesión del árbol traqueobronquial. ¿Cuál de los siguientes es VERDADERO en el manejo de las vías respiratorias de este paciente?

A. Este paciente es un buen candidato para NIPPV

B. La tomografía computarizada es 100% sensible para diagnosticar su lesión en el árbol traqueobronquial.

C. La cricotirotomía es la mejor elección de vía aérea para este paciente.

D. Sus vías respiratorias se administrarían mejor en la sala de operaciones con un broncoscopio de intubación de fibra óptica y preparaciones para una traqueotomía inmediata en caso de falla.

E. Se debe seleccionar el tamaño de ETT más grande (8,0 mm o 8,5 mm).

#121

Respuesta: D

Las lesiones del árbol traqueobronquial pueden presentarse con disnea, ronquera, neumotórax o hemoptisis. Aunque la broncoscopia es el estándar de oro, las tomografías computadas tienen una sensibilidad de alrededor del 90% para detectar estas lesiones. <u>La prevención de la conversión de una transección traqueal parcial sospechosa en una transección completa es fundamental para evitar la VPPIN y la colocación de TET de gran calibre no guiada.</u> La intubación idealmente debe realizarse en el quirófano bajo anestésicos inhalados con colocación de fibra óptica de un TET de calibre pequeño distal a la lesión. Si no puede realizar la intubación en el quirófano, use una técnica de intubación despierta y, al mismo tiempo, prepárese para una cricotirotomía. El tratamiento definitivo de una lesión traqueobronquial depende de la gravedad y la ubicación de la lesión. Las opciones varían desde el tratamiento conservador para las laceraciones en las porciones superiores de la tráquea, hasta la colocación del stent en las porciones inferiores de la tráquea, hasta la reparación quirúrgica

- LLSA 2017 - Horton CL et al. Trauma airway management. Journal of Emerg Med 2014; 46: 814-820.

ced **# 122**

Un paciente es traído como un arresto completo traumático. El cirujano traumatólogo desea implementar la oclusión de la aorta con balón endovascular resucitado (REBOA). Las declaraciones VERDADERAS sobre REBOA incluyen ¿cuál de las siguientes?:

A. REBOA ayuda a disminuir la poscarga y por lo tanto aumenta la presión arterial sistólica.

B. Una de las contraindicaciones de REBOA es la sospecha de disección aórtica.

C. El procedimiento implica obtener acceso vascular a través de la arteria femoral superficial o femoral profunda.

D. REBOA no aumenta la presión arterial sistólica.

E. Se ha demostrado que REBOA reduce la mortalidad relacionada con la hemorragia.

#122

Respuesta: B

REBOA es una oclusión con balón endovascular de resucitación de la aorta. El objetivo es controlar la hemorragia y aumentar la poscarga en pacientes con paro traumático y shock hemorrágico, lo que aumenta la perfusión cerebral y miocárdica. <u>Actualmente está indicado en pacientes adultos que presentan menos de 10 minutos de detención de la PEA debido a una hemorragia torácica no comprimible y tienen vasos femorales fácilmente identificables en la ecografía</u>. Algunas indicaciones alternativas propuestas incluyen, fracturas pélvicas con hemorragia pélvica, ruptura de AAA y shock hemorrágico refractario (es decir, hemorragia posparto, hemorragia digestiva). <u>Está contraindicado si se sospecha una disección aórtica traumática proximal</u>. Aunque se ha demostrado que aumenta significativamente el MAP, no se ha demostrado que reduzca claramente la mortalidad relacionada con la hemorragia..

- Morrison JJ et al. A systematic review of the use of resuscitative balloon occlusion of the aorta in the management of hemorrhagic shock. J Trauma 2016; 80:324-334.

#123

Un hombre de 23 años era un conductor restringido involucrado en un accidente automovilístico de alta velocidad. El paciente tiene dolor severo en el lado derecho del pecho con dificultad respiratoria moderada. Su examen es notable por la pared torácica y la ternura esternal. Los signos vitales demuestran una presión arterial de 102/53 mmHg, una frecuencia cardíaca de 112 y un oxímetro de pulso del 92% en el aire ambiente. Él tiene un ECG normal y su troponina es negativa. Las declaraciones VERDADERAS sobre el trauma cerrado de este paciente incluyen:

A. De acuerdo con el instrumento de decisión de tórax NEXUS, este paciente no necesitaría una radiografía.

B. De acuerdo con la Regla CT-Major del Tórax NEXUS, una tomografía computarizada de tórax en este paciente probablemente no altere la gestión porque su puntaje sería 0.

C. El éxito de la descompresión con aguja de un neumotórax es más probable en el quinto espacio intercostal en la línea axilar anterior frente al segundo espacio intercostal en la línea medioclavicular.

D. En cuanto a las luxaciones esternoclaviculares, a diferencia de las luxaciones anteriores, las luxaciones posteriores solo requieren intervenciones mínimas y pueden seguirse de forma ambulatoria.

E. Si este paciente tiene una fractura del esternón, de acuerdo con las pautas de EAST, este paciente probablemente tenga una lesión cardíaca y necesite 24 horas de control.

#123

Respuesta: C

Según los análisis de grosor de la pared torácica en la tomografía computarizada, se esperaría que un catéter de 5 cm utilizado para la descompresión de la aguja fallase la mitad de las veces cuando se insertó en el 2 ° ICS a lo largo de la línea medioclavicular, mientras que la tasa de fracaso esperado a lo largo de la línea axilar anterior.

La Regla CT-Major del Tórax NEXUS es una herramienta muy sensible pero poco específica que ayuda en la decisión de realizar una tomografía computarizada de tórax en pacientes con traumatismo cerrado. Si el paciente tiene una CXR normal, ninguna lesión distractora ni sensibilidad a la palpación del tórax (pared torácica, esternón, columna torácica, escápula), el puntaje es 0 y es poco probable que una TC de tórax encuentre una lesión torácica clínicamente importante. El puntaje de este paciente NO es cero. Las dislocaciones esternoclaviculares anteriores generalmente pueden ser seguidas de forma ambulatoria por un ortopedista. Las luxaciones posteriores pueden poner en peligro la vida y comprometer las estructuras mediastínicas, vasculares y pulmonares subyacentes. Las pautas de EAST

2012 establecen que "la presencia de una fractura esternal por sí sola no predice la presencia de una lesión cardíaca y, por lo tanto, no debería estimular el control en el contexto de un ECG normal y un nivel normal de troponina I".

- Morley EJ et al. Emergency department evaluation and management of blunt chest and lung trauma. Emergency Medicine Practice 2016; vol 18, number 6.

#124

Un conductor sin restricciones masculino obeso mórbido de 27 años que requirió extracción y tenía 20 pulgadas de PSI en el lado del conductor tiene un GCS deteriorado. Usted decide intubar al paciente. Las declaraciones VERDADERAS sobre la intubación del paciente traumatizado incluyen ¿cuál de las siguientes?

A. Se debe evitar la administración de suplementos de oxígeno en el paciente con trauma hipóxico con sospecha de daño cerebral.

B. La preoxigenación no está garantizada en un paciente traumatizado.

C. La dosis de etomidato debe basarse en su peso corporal ideal o magra.

D. Si el paciente es hipotenso, el agente ideal de elección es el midazolam.

E. La ketamina causa hipotensión y bradicardia.

#124

Respuesta: C

Las tres indicaciones principales para la intubación urgente son la falta de protección de las vías respiratorias, la falta de oxigenación o ventilación y el curso clínico anticipado. Se debe iniciar oxígeno suplementario para cualquier paciente con trauma hipóxico, especialmente aquellos con sospecha de TBI. La preoxigenación debe iniciarse antes de la intubación con respiraciones de volumen tidal durante 2-3 minutos.

Los agentes de inducción usados más comúnmente para pacientes con trauma que requieren intubación son etomidato y ketamina. Etomidato es hemodinámicamente estable durante RSI en pacientes con estado de volumen normal. Los pacientes con shock deben recibir la mitad de la dosis y la dosificación también debe basarse en el peso corporal magra, incluso en pacientes con obesidad mórbida. La ketamina a 1,5 mg / kg es una alternativa razonable para etomidar y mantener los reflejos protectores de las vías respiratorias, por lo que se puede realizar la intubación despierta. La broncorrea es un efecto secundario y puede tratarse con agentes de secado (es decir, glicopirrolato, atropina).

- LLSA 2017 - Horton CL, Brown CA, Raja AS. Trauma airway management. Journal of Emergency Med; 2014:814-820.

#125

Un paciente de 75 años que fue encontrado alterado en un incendio interno es traído por paramédicos con oxígeno 100% de alto flujo. Señalan que ella ha chamuscado pelos nasales y hollín en la nariz y la boca. Las declaraciones VERDADERAS sobre lesiones por inhalación incluyen ¿cuál de las siguientes?

A. La lesión por inhalación es un predictor independiente de muerte por quemaduras relacionadas con incendios.

B. La lesión térmica directa comúnmente ocurre en las vías respiratorias inferiores y los bronquiolos.

C. La carboxihemoglobina medida en el DE es del 8%, lo que indica que el paciente no estuvo expuesto a monóxido de carbono.

D. Una alcalosis persistente puede ser evidencia de que el paciente estuvo expuesto al cianuro.

E. Se ha demostrado definitivamente que la heparina nebulizada y la n-acetilcisteína mejoran el aclaramiento de los desechos y mejoran los resultados de los pacientes con lesiones por inhalación.

#125

Respuesta: A

<u>La lesión por inhalación predice la muerte de forma independiente, especialmente en pacientes con una participación >20% de TBSA.</u> La lesión por inhalación es el resultado de la exposición térmica y química directa, los efectos sistémicos de las toxinas y la infección secundaria y la respuesta inmune. La lesión térmica directa generalmente se limita a la vía aérea supraglótica a menos que se inhale vapor presurizado, mientras que las lesiones por debajo de la glotis se deben a la exposición química. <u>La historia de un incendio en un espacio cerrado, cabellos nasales chamuscados, quemaduras alrededor de la nariz o la boca, hollín en las vías respiratorias, esputo carbonáceo, ronquera, estridor o sibilancia son todos signos de lesión por inhalación.</u> Los pacientes con lesión por inhalación cuya permeabilidad de la vía aérea no está amenazada no necesitan ser intubados y pueden ser observados. La heparina nebulizada y NAC pueden conducir a un mayor riesgo de neumonía y no deben usarse para ayudar con la eliminación de desechos.

Los niveles de COHb (niveles de carboxihemoglobina) del 10-20% están asociados con náuseas y cefalea, los del 30-50% pueden causar isquemia cardíaca y niveles alterados de conciencia, y los niveles> 50% pueden ser letales. El cianuro de hidrógeno dificulta aún más la utilización de oxígeno por la cadena de transporte de electrones y conduce a una acidosis láctica persistente.

- Sheridan R. Fire-related inhalation injury. N Engl J of Med 2016; 375:464-469.

#126

Un hombre de 24 años es traído por paramédicos después de que sufrió una herida de arma blanca en el lado derecho del cuello. Está intoxicado pero no tiene déficits neurológicos focales. Las declaraciones VERDADERAS sobre el diagnóstico y el manejo del trauma penetrante de cuello (TPC) incluyen ¿cuál de las siguientes?

A. La estructura superficial más importante en el manejo inicial del trauma penetrante del cuello (TPC) es el músculo esternocleidomastoideo.

B. La zona 1 es el sitio de lesión más común para TPC.

C. Un signo principal que sugeriría una lesión vascular o aerodigestiva importante incluiría burbujas de aire de la herida o un hematoma en expansión.

D. Todos los pacientes con TPC deben someterse a la inmovilización de la columna cervical.

E. En el manejo de un paciente con TPC aislado que es hemodinámicamente inestable, la prioridad es obtener un CTA.

#126

Respuesta: C

El traumatismo penetrante de cuello (TPC) es cualquier lesión penetrante que viole el platisma y requiere una evaluación adicional. El sitio de lesión más común es la Zona 2. <u>Los signos duros de una lesión aerodigestiva o vascular importante incluyen compromiso de la vía aérea, enfisema subcutáneo y/o burbujeo de aire por herida, hemorragia arterial, hematemesis, un hematoma pulsátil o de rápida expansión y déficits neurológicos.</u>

La inmovilización espinal prehospitalaria en la TPC ya no se recomienda, a menos que haya un déficit neurológico, dado que tiene el potencial de interferir con el manejo de la vía aérea y retrasar el transporte. Los pacientes que son hemodinámicamente inestables o tienen signos duros de lesión requieren exploración en el quirófano. Los pacientes con signos blandos de lesión que son hemodinámicamente estables deben recibir un cuello CTA. <u>Si existe una preocupación persistente por lesión aerodigestiva a pesar de una CTA negativa, la laringoscopia y/o broncoscopia, EGD y esofograma pueden estar indicados.</u>

- Hanlon DP, Adams DA. Penetrating neck trauma. Trauma Reports 2017; 18, 4.

Urología

#127

Un peatón fue atropellado por un automóvil que se movía a aproximadamente 45 millas por hora. Ella parece tener una fractura pélvica y le preocupa que también pueda haber una lesión en la vejiga. Las declaraciones VERDADERAS sobre la ruptura de la vejiga incluyen cuál de las siguientes?

A. La vejiga es un órgano intraperitoneal en el adulto.

B. La parte más débil de la vejiga es el trígono.

C. La rotura de la vejiga extraperitoneal se asocia con mayor frecuencia a fracturas pélvicas.

D. La mortalidad de la ruptura de la vejiga es baja, porque estos pacientes raramente tienen lesiones asociadas.

E. El tratamiento conservador se usa para la ruptura de la vejiga intraperitoneal.

Respuesta: C

La vejiga se encuentra extraperitoneal y está cubierta por el peritoneo en su superficie superior. Su porción más débil y más móvil es la cúpula, que es probable que se rompa cuando está distendida. La rotura vesical puede ocurrir por vía intraperitoneal, causando extravasación de orina en la cavidad peritoneal o extraperitoneal, causando extravasación de orina en el espacio perivascular alrededor de la vejiga. La ruptura de la vejiga tiene una mortalidad alta, probablemente secundaria al politraumatismo asociado. Casi un tercio de los pacientes con fractura pélvica tienen lesión de la vejiga y 5-10% tienen ruptura de la vejiga. Las fracturas pélvicas se asocian más estrechamente con la ruptura de la vejiga extraperitoneal que intraperitoneal. El signo principal de ruptura de la vejiga es la hematuria, aunque también puede haber distensión abdominal y sensibilidad, sangre en el meato uretral o problemas de micción. Un cistograma de TC es la modalidad de imagen de elección para el diagnóstico de la rotura de la vejiga. La ruptura de la vejiga extraperitoneal generalmente se puede tratar de forma no quirúrgica con el drenaje del catéter uretral. Por el contrario, la mayoría de las rupturas vesicales intraperitoneales requieren reparación quirúrgica, ya que estas lesiones, si no se tratan, pueden conducir a peritonitis, sepsis, urinoma y otras complicaciones.

- Matlock KA, et al. Blunt traumatic bladder rupture: a 10-year perspective. Am Surgeon 2013; 6:589-593

#128

Un hombre de 25 años fue traído por paramédicos después de un accidente de motocicleta de alta velocidad. El paciente tiene hematuria macroscópica en el examen. Las declaraciones VERDADERAS sobre trauma genitourinario incluyen ¿cuál de las siguientes?

A. La vejiga es el órgano genitourinario más comúnmente lesionado después de un traumatismo cerrado.

B. La TC de rutina es suficiente para descartar una lesión en la vejiga.

C. Si sospecha una lesión ureteral, debe obtenerse una imagen de TC retrasada por 10 minutos para buscar extravasación, urinoma periureteral o una falta de contraste distal a la lesión ureteral sospechada.

D. Las lesiones renales de grado 1 justifican el tratamiento con antibióticos.

E. La ruptura testicular no es una indicación para cirugía.

#128

Respuesta: C

El riñón es el órgano genitourinario más comúnmente lesionado, seguido de la vejiga y los testículos. Los niños corren un mayor riesgo de sufrir una lesión renal ma que los adultos. Las fuerzas romas en los testículos pueden causar ruptura testicular, para lo cual está indicada la reparación quirúrgica. El uréter está bien protegido en traumatismos cerrados y más frecuentemente lesionado por mecanismos de penetración. La hematuria gruesa y la dificultad para vaciar son signos clásicos de lesión de la vejiga; la hematuria está presente en el 95% de las lesiones. La ruptura de la vejiga intraperitoneal es más común que la ruptura extraperitoneal. <u>La hipotensión y la hematuria macroscópica o hematuria microscópica, con> 20 glóbulos rojos / HPF, en el contexto del trauma es una indicación para evaluar la lesión renal o GU</u>. La lesión renovascular no puede excluirse de manera confiable mediante el examen físico y las tomografías computarizadas de rutina no son lo suficientemente confiables para detectar una lesión de la vejiga.

La cistografía por TC debe ser considerada si hay fluido libre de pelvis o hematuria sin otra explicación. Si se sospecha una lesión ureteral, se debe obtener una TC tardía de 10 minutos para buscar extravasación, urinoma o falta de contraste distal al sitio de la lesión sospechada. La sangre en el meato uretral, la incapacidad para vaciar, la hinchazón del pene y la fractura pélvica deben generar preocupación por la lesión uretral, y debe realizarse un uretrograma retrógrado antes de la colocación ciega de un catéter urinario. El tratamiento no quirúrgico es apropiado para la mayoría de las lesiones renales de grado 1-3, mientras que las lesiones de grado 4-5 justifican la intervención quirúrgica y los antibióticos. Las consecuencias a largo plazo de las lesiones renales y de GU incluyen hipertensión, CKD, disfunción eréctil, fístula, incontinencia y pielonefritis recurrente y nefrolitiasis.

- Bryant WK, Shewakramani S. Emergency management of renal and genitourinary trauma: best practices update. Emergency Medicine Practice 2017; vol 19, no. 8.